U0594750

临床外科护理实践

张艳民　著

汕頭大學出版社

图书在版编目（CIP）数据

临床外科护理实践 / 张艳民著. -- 汕头 ： 汕头大学出版社, 2021.1

ISBN 978-7-5658-4218-4

Ⅰ．①临… Ⅱ．①张… Ⅲ．①外科学－护理学 Ⅳ. ①R473.6

中国版本图书馆CIP数据核字(2020)第261325号

临床外科护理实践

LINCHUANG WAIKE HULI SHIJIAN

作　　者: 张艳民

责任编辑: 胡开祥

责任技编: 黄东生

封面设计: 钟晓图

出版发行: 汕头大学出版社

　　　　　广东省汕头市大学路 243 号汕头大学校园内　　邮政编码: 515063

电　　话: 0754-82904613

印　　刷: 廊坊市海涛印刷有限公司

开　　本: 710 mm×1000 mm　1/16

印　　张: 8.5

字　　数: 150 千字

版　　次: 2021 年 1 月第 1 版

印　　次: 2025 年 1 月第 1 次印刷

定　　价: 58.00 元

ISBN 978-7-5658-4218-4

版权所有, 翻版必究

如发现印装质量问题, 请与承印厂联系退换

前　言

随着相关边缘学科向医学领域的渗透,临床医学在概念、理论、内容和方法上都发生了很大的变化,这对临床护理工作提出了新的要求和挑战。外科技术的发展及外科疾病的日益复杂化,同时带动了外科护理新理论与新技术的发展,并对临床护理人员的知识提出了新的需求。基于此,我们本着科学实用的原则编写了此书。

本书共六章,具体内容包括:第一章水、电解质、酸碱平衡失调病人的护理;第二章外科休克病人的护理;第三章手术室管理;第四章麻醉病人的护理;第五章手术前后病人的护理;第五章手术前后病人的护理;第六章外科感染病人的护理。各章节内容详细,充分阐述了外科专科疾病知识、相关护理评估、护理措施等内容,对解决临床具体问题具有一定的指导意义。

本书可作为临床护士、进修护士、实习护士和在校医学生的辅助、参考资料,具有临床实用性。

由于作者水平有限加之编写时间仓促,书中存在缺点和不足在所难免,真切希望各位读者提出修改意见。书中若有不足之处,恳请批评指正。

作　者

2020 年 5 月

目　录

第一章 水、电解质、酸碱平衡失调病人的护理

第一节 水和钠代谢紊乱

细胞外液中水和钠的关系极为密切,一旦发生代谢紊乱,失水和失钠常同时存在,但不同病因导致的失水和失钠的程度会有所不同。临床将水、钠代谢紊乱分为4 种类型:等渗性缺水、低渗性缺水、高渗性缺水和水中毒。

一、等渗性缺水

等渗性缺水又称急性缺水或混合性缺水,是水和钠成比例丧失,血清钠浓度和细胞外液渗透压维持在正常范围,但细胞外液量(包括循环血量)迅速减少,是外科病人最常见的缺水类型。

【病因】

常因急性体液丧失引起,丧失的体液成分与细胞外液基本相同。常见的病因有:①消化液的急性丧失,如大量呕吐、腹泻、肠瘘等;②体液丧失于第三腔隙,如肠梗阻、烧伤、腹腔内或腹膜后感染等。

【病理生理】

等渗性缺水时细胞外液量减少,刺激肾入球小动脉壁压力感受器及远曲小管致密斑的钠感受器,引起肾素-血管紧张素-醛固酮系统兴奋,醛固酮分泌增加,促进肾远曲小管对 Na^+ 和水的重吸收,使细胞外液量得以恢复。由于丧失的液体为等渗性,细胞内、外液的渗透压并无明显变化,故细胞内液量一般不发生改变。但若体液失衡持续时间长且未及时补充适当液体,细胞内液也将逐渐外移而出现细胞内缺水。

【临床表现】

病人出现恶心、呕吐、厌食、少尿等症状,口唇干燥、眼窝凹陷、皮肤弹性降低,

但不口渴。若短时间内体液丧失达到体重的 5%，可出现心率加快、脉搏细速、血压不稳或降低、肢端湿冷等血容量不足的表现。当体液继续丧失达体重的 6%~7% 时，休克表现明显，常伴有代谢性酸中毒。大量胃液丧失所致的等渗性缺水，因有 H^+ 的大量丧失，可并发代谢性碱中毒。

【辅助检查】

红细胞计数、血红蛋白和血细胞比容均明显增高；血清 Na^+、Cl^- 一般无明显改变；尿比重增高。

【处理原则】

1. 积极治疗原发疾病。

2. 静脉补液

可选用等渗盐水或平衡盐溶液（如乳酸钠溶液或复方氯化钠溶液），平衡盐溶液内电解质的含量与血浆相似，而等渗盐水 Cl^- 的含量高于血清 Cl^- 含量，大量补充有导致高氯性酸中毒的危险，因此大量输液时选用平衡盐溶液更为合理和安全。补充水分的同时注意补钠和补钾，以免发生低钠和低钾血症。

【护理评估】

1. 健康史

（1）一般情况：①年龄：老年人及婴幼儿体液调节功能较差，易受到各种不良因素的影响而发生体液平衡失调；②体重：如体重在短期内明显减轻，往往提示有水钠缺失；③生活习惯：了解病人日常的饮食、饮水、运动等情况，分析体液失调的原因。

（2）既往史：评估是否存在引起等渗性缺水的常见病因，如呕吐、腹泻、消化道梗阻、消化道瘘、严重感染或大面积烧伤等。

2. 身体状况

（1）症状与体征：①生命体征：评估有无心率加快、脉搏细速、血压不稳或降低、肢端湿冷等血容量不足的表现；②神经系统症状：评估病人的意识状况、有无乏力表现；③皮肤弹性：轻捏手背或前臂皮肤后再松开，若持续 20~30 秒后才恢复原状，常提示体液不足；④口腔黏膜与舌咽：口腔内颊黏膜或齿龈线区出现干燥、吞咽困难，提示体液不足；⑤静脉充盈程度：颈静脉在去枕平卧时若不充盈则提示细胞外液量不足;手背静脉在手下垂5秒钟内不见充盈,提示细胞外液量明显减少。

（2）辅助检查:①血常规:若红细胞计数、血红蛋白、血细胞比容均增高,提示有血液浓缩现象;②血清电解质:了解血清 K^+、Na^+、Cl^- 等电解质成分及渗透压是否正常;③中心静脉压(central venous pressure,CVP):正常值为 $5\sim12cmH_2O$ 低于正常值则提示血容量不足;④尿比重:评估尿比重,尿少而尿比重高提示病人肾脏无严重损害,尿少系体液不足所致。

3.心理–社会状况

评估病人和家属的经济状况,对疾病及其伴随症状的认知程度和心理反应,对疾病的承受能力以及对治疗和护理的配合程度等。

【常见护理诊断/问题】

1.体液不足

与高热、呕吐、腹泻、胃肠减压、肠梗阻、大面积烧伤等导致的体液大量丢失有关。

2.有受伤的危险

与意识障碍、低血压有关。

3.潜在并发症

休克、酸碱平衡失调、低钾血症等。

【护理目标】

1.病人体液量恢复平衡,等渗性缺水的症状和体征得到改善。

2.病人对受伤危险的认知程度增加,未出现受伤现象。

3.病人未发生并发症,或并发症得到及时发现和处理。

【护理措施】

1.维持充足的体液量

（1）去除病因:采取有效预防或治疗措施,积极处理原发疾病。

（2）补充液体:对已出现体液不足的病人,应根据其生理状况和各项实验室检查结果,遵医嘱及时补充液体。补液时应严格遵循定量、定性、定时的原则。

1）定量:包括生理需要量、已经损失量和继续损失量3部分。①生理需要量:每日生理需要量的简易计算方法为:体重的第1个 $10kg\times100ml/(kg\cdot d)$ +体重的第 2 个 10kg×50ml/(kg·d)+其余体重×20ml/(kg·d)。65 岁以上的老年人或心脏病病人,实际补液量应少于计算所得量。小儿每日生理需要量平均为 100ml/(kg·d),可根据年龄、体重进行适当增加或减少。②已经损失量:又称累积失衡量,指在制定补液计划前已经丢失的体液量,按缺水程度补充,每丧失体重的 1%补液 400~500ml 计算。由于机体自身具有一定的调节能力,故通常第 1 个 24 小时只需补充 1/2 量,第 2 日再根据病情及辅助检查结果补充其余的 1/2。③继续损失量:又称额外损失量,包括外在性和内在性失液。外在性失液按所丢失液体的不同特点,尽可能等量、等质地补充。内在性失液,如腹(胸)腔内积液、胃肠道积液等需根据病情变化来估计补液量。此外,体温每升高 1℃,应按 3~5ml/kg 体重增补;中度出汗者,丢失的体液量可估算为 500~1000ml(含钠 1.25~2.5g);大量出汗,估计丢失体液 1000~1500ml;湿透 1 套衬衣裤,按丢失 1000ml 体液计算;气管切开者从呼吸道蒸发的水分 24 小时可达 800~1200ml。

2)定性:原则是缺什么,补什么。①生理需要量:成人对盐、糖的日需要量为:氯化钠 4~6g,相当于生理盐水 500ml;氯化钾 3~4g,相当于 10%氯化钾 30~40ml;5%~10%葡萄糖溶液 1500~2000ml。②已经损失量:等渗性缺水以补充平衡盐溶液为主。③继续损失量:根据实际丧失体液的成分进行补充。

3)定时:根据体液丧失的量、速度及重要脏器的功能状态合理安排补液的速度。若各重要脏器功能良好,应遵循"先快后慢"的原则进行分配,即第 1 个 8 小时补充总量的 1/2,剩余 1/2 在后 16 个小时内均匀输入。

(3)准确记录 24 小时出入水量:入水量包括经胃肠道和非胃肠道摄入的液体,如饮食、饮水、管饲和静脉输液量等;出水量包括大小便量、呕吐物、汗液、引流液以及从呼吸道、创面蒸发的液体量等。其中尿量是反映微循环灌注的重要指标。

(4)疗效观察:补液过程中严密观察补液效果,注意不良反应。①生命体征:如血压、脉搏、体温的改善情况;②精神状态:如萎靡、嗜睡等症状的改善情况;③缺水征象:如皮肤弹性下降、眼窝内陷等表现的恢复程度;④辅助检查:如尿常规、血常规、血清电解质及中心静脉压等指标的变化趋势。

2. 减少受伤的危险

(1)监测血压:定时监测血压,告知血压偏低或不稳定者在改变体位时动作宜慢,以免因直立性低血压或眩晕而跌倒受伤。

(2)建立安全的活动模式:与病人及家属共同制定活动的时间、量及形式,病人除在床上主动活动外,也可由他人协助在床上做被动运动。根据病人肌张力的改善程度,逐步调整活动内容、时间、形式和幅度,以免长期卧床致失用性肌萎缩。

(3)加强安全防护:①移去环境中的危险物品,减少意外受伤的可能;②建立安全保护措施,对定向力差及意识障碍者,加床栏保护、适当约束及加强监护等,以免发生意外。

3.并发症的护理

密切观察有无休克、酸碱平衡失调以及低钾血症的表现,一旦发现,及时与医师沟通,予以处理。

4.健康教育

指导病人在日常生活中应注意均衡饮食,每日保证足够饮水。有高热、呕吐、腹泻等情况时应及早就医治疗。

【护理评价】

通过治疗和护理,病人是否:①体液量恢复平衡,等渗性缺水的症状和体征改善;②受伤情况得以预防;③并发症得以预防,或得到及时发现和处理。

二、低渗性缺水

低渗性缺水又称慢性或继发性缺水,是水和钠同时丢失,但失水少于失钠,血清钠浓度低于135mmol/L,细胞外液呈低渗状态。

【病因】

常由慢性体液丧失引起。常见的病因有:①胃肠道消化液持续丢失,如长期胃肠减压、反复呕吐或慢性肠瘘、肠梗阻;②大面积创面的慢性渗液;③治疗性原因,如使用排钠利尿药时未注意补充适量的钠盐、治疗等渗性缺水时过多补水而忽略补钠。

【病理生理】

细胞外液呈低渗状态,导致抗利尿激素(ADH)分泌减少,肾小管重吸收水分减少,尿量增加,以提高细胞外液的渗透压。此代偿机制可造成细胞外液量进一步减少,当影响到循环血量时,机体将不再维持体液渗透压,而优先保持和恢复血容量,此时肾素-血管紧张素-醛固酮系统兴奋,醛固酮分泌增加,促进肾远曲小管对Na^+和水的重吸收。同时ADH分泌增加,水重吸收增加,尿量减少。若循环血量继续减少超过机体的代偿能力时,将出现休克。

【临床表现】

细胞外液减少所致的血容量下降是主要特点,临床表现随缺钠程度而异,一般无口渴感。

1. 轻度缺钠

血清钠<135mmol/L。病人自觉疲乏、头晕、软弱无力。尿量增多。

2. 中度缺钠

血清钠<130mmol/L。病人除上述表现外,还伴有恶心、呕吐、脉搏细速、血压不稳或下降、脉压变小、浅静脉瘪陷、站立性晕倒等表现。尿量减少。

3. 重度缺钠

血清钠<120mmol/L。病人神志不清、四肢发凉、腱反射减弱或消失,常发生休克。

【辅助检查】

血清钠<135mmol/L;红细胞计数、血红蛋白、血细胞比容及血尿素氮增高;尿比重<1.010,尿 Na^+、Cl^- 含量明显减少,中度或重度缺钠者尿中几乎不含 Na^+ 和 Cl^-。

【处理原则】

1. 积极治疗原发疾病。

2. 静脉补液

静脉输注含盐溶液或高渗盐水以纠正细胞外液的低渗状态及补充血容量。

【护理措施】

1. 静脉补液

以维持体液量,纠正细胞外液的低渗状态及血容量不足。

(1)输液种类:①轻、中度缺钠者:一般补充5%葡萄糖盐溶液或生理盐水。②缺钠较重者:为了迅速提高其细胞外液的渗透压并避免输入过多液体,可静脉输注浓氯化钠溶液(3%~5%NaCl)。③重度缺钠并出现休克者:可先输晶体溶液(如复方乳酸氯化钠溶液、等渗盐水等),再输胶体溶液(如右旋糖酐、血浆等)以补足血容量,最后输高渗盐水以恢复细胞外液的渗透压。

（2）输液速度：输注高渗盐水时应严格控制滴速，每小时不超过 100~150ml。

（3）补钠量：低渗性缺水的补钠量可按下列公式计算：需补钠量（mmol）=［正常血钠值（mmol/L）－测得血钠值（mmol/L）］×体重（kg）×0.6（女性为 0.5），17mmolNa$^+$相当于 1g 钠盐。此公式仅作为补钠安全剂量的估算，一般当日先补充缺钠量的 1/2 以解除急性症状，其余 1/2 量在第 2 日补充。如将计算的补钠总量全部快速输入，可能会造成血容量过多，对心功能不全者将非常危险。此外，仍需补给每日氯化钠正常需要量 4.5g。

2. 其他护理措施

参见本节等渗性缺水的护理。

三、高渗性缺水

高渗性缺水（hypertonic dehydration）又称原发性缺水，是水和钠同时丢失，但失水多于失钠，血清钠浓度高于正常范围，细胞外液呈高渗状态。

【病因】

常见的病因有：①水分摄入不足：如吞咽困难、禁食、过分控制病人的入水量、鼻饲高浓度的肠内营养液或静脉注射大量高渗液体等；②水分丧失过多：如糖尿病病人因血糖未控制所致的高渗性利尿、大面积烧伤暴露疗法、高热病人大量出汗等。

【病理生理】

高渗性缺水时细胞外液渗透压高于细胞内液，水分由细胞内向细胞外转移，导致细胞内、外液量均减少，且以细胞内液减少为主。严重时，脑细胞可因缺水而发生功能障碍。此外，高渗性缺水时机体会出现以下代偿：①刺激视丘下部的口渴中枢，病人出现渴感而主动饮水以增加体内水分，降低细胞外液的渗透压；②细胞外液的高渗状态刺激 ADH 分泌增加，肾小管重吸收水分增加，尿量减少，使细胞外液的量和渗透压得以恢复；③若未能及时去除病因，循环血量的显著减少可刺激醛固酮分泌，加强对钠和水的重吸收，以维持血容量。

【临床表现】

高渗性缺水一般分为 3 度，临床表现随缺水程度而异。

1. 轻度缺水

缺水量占体重的 2% ~ 4%。病人除口渴外,无其他临床表现。

2. 中度缺水

缺水量占体重的 4% ~ 6%。病人极度口渴、乏力、烦躁、口舌干燥、皮肤弹性差、眼窝凹陷。尿量减少。

3. 重度缺水

缺水量大于体重的 6%。病人除上述症状外,还出现脑功能障碍的表现,如躁狂、幻觉、谵妄甚至昏迷。

【辅助检查】

血清钠>150mmol/L;红细胞计数、血红蛋白、血细胞比容轻度升高;尿比重增高。

【处理原则】

尽早去除原发疾病,防止体液继续丢失,鼓励病人饮水或静脉补液。

【护理措施】

1. 一般护理

鼓励病人多饮水,对不能饮水者,鼓励病人漱口,做好口腔护理。

2. 静脉补液

遵医嘱静脉输注 5% 葡萄糖溶液或 0.45% 氯化钠溶液补充已丧失液体。补液量的估算方法有 2 种:①根据临床表现估计失水量占体重的百分比,按每丧失体重的 1%,补液量为 400 ~ 500ml 计算;②根据血清钠浓度计算,补水量(ml)=[血清钠测定值(mmol/L)-血清钠正常值(mmol/L)]×体重(kg)×4。计算所得的补液量不宜在当日全部输入,一般可 2 日内补完。此外,还需补充每日正常需要量 2000ml。应注意高渗性缺水病人体内实际的总钠量是减少的,因此在补液过程中,应注意监测血清钠浓度的动态变化,必要时适量补钠。

3. 其他护理措施

参见本节等渗性缺水的护理。

四、水中毒

水中毒(water intoxication)又称稀释性低钠血症,是由于机体水分摄入量超过排出量,水分潴留体内致血浆渗透压下降和循环血量增多。临床较为少见。

【病因】

常见病因有:①肾功能不全,不能有效排出多余水分;②各种原因所致的 ADH 分泌过多;③大量摄入不含电解质的液体或静脉补充水分过多。

【病理生理】

因水分摄入过多或排出过少,细胞外液量骤增,血清钠被稀释而浓度降低,细胞外液的渗透压下降,水分由细胞外向细胞内转移,结果使细胞内、外液量均增加而渗透压均降低。同时,细胞外液量的增加抑制醛固酮分泌,使肾远曲小管对水和 Na^+ 的重吸收减少,尿中排 Na^+ 增加,血清钠浓度随之降低,细胞外液渗透压降低更明显。

【临床表现】

按起病急缓,水中毒分为急性和慢性 2 类。

1. 急性水中毒

发病急骤,因脑细胞肿胀和脑组织水肿而引起一系列神经、精神症状,如头痛、躁动、谵妄、惊厥甚至昏迷。严重者可发生脑疝。

2. 慢性水中毒

发病缓慢,其临床表现常被原发疾病所掩盖。主要表现为逐渐出现的体重增加、软弱无力、恶心呕吐、嗜睡、泪液和唾液增多等现象,一般无凹陷性水肿。

【辅助检查】

血红细胞计数、血红蛋白、血细胞比容、血浆蛋白量及血浆渗透压均降低;平均红细胞容积增加。

【处理原则】

1. 立即停止水分摄入

轻者在机体排出多余水分后,水中毒即可解除。

2. 脱水治疗

病情严重者可酌情使用渗透性利尿药,如快速(20 分钟内)静脉输注 20% 甘露醇 250ml,或静脉注射袢利尿药如呋塞米(速尿);静脉输注高渗盐水可缓解细胞外液的低渗状态和减轻细胞肿胀;肾衰竭所引起的水中毒,可应用透析治疗。

【护理措施】

1. 去除病因及诱因

①停止可能继续增加体液量的各种治疗,如应用大量低渗液或清水洗胃、灌肠等;②对易引起 ADH 分泌过多的高危病人,如疼痛、失血、休克、创伤、大手术或急性肾功能不全者,应严格按照治疗计划补充液体,切忌过量、过速;③肾衰竭者应严格控制入液量,量出为入。

2. 纠正体液过多

①严格控制水的摄入量;②对重症水中毒者,遵医嘱给予高渗溶液和利尿药等,治疗期间应动态观察病情变化和尿量;③对需行透析治疗者予以透析护理,具体内容参见内科护理学相关章节。

3. 病情观察

注意观察病人有无肺水肿或脑水肿的表现,及时评估其进展程度。

第二节　　其他电解质代谢异常

一、钾代谢异常

钾代谢异常包括低钾血症(hypokalemia)和高钾血症(hyperkalemia),前者较为多见。

(一)低钾血症

血清钾浓度低于 3.5mmol/L。

【病因】

常见病因有:①钾摄入不足:如长期禁食或进食不足而未及时补充钾盐;②钾丧失过多:如应用排钾利尿药、急性肾衰竭多尿期、肾小管性酸中毒等,以及因呕吐、腹泻、胃肠道引流、肠瘘等造成钾的肾外丢失;③体内钾分布异常:如大量输入葡萄糖和胰岛素造成合成代谢增加,或代谢性碱中毒时 K^+ 向细胞内转移。此外,遗传性少见病低钾性周期性麻痹发作时,因细胞外液中的 K^+ 进入细胞内,可造成血清钾浓度下降。

【临床表现】

1. 肌无力

是低钾血症最早的临床表现。一般先出现四肢软弱无力,后累及躯干和呼吸肌。一旦累及呼吸肌,可出现呼吸困难甚至窒息。病情严重者可有腱反射减弱或消失、软瘫。

2. 消化道功能障碍

出现厌食、恶心、呕吐、腹胀、肠蠕动消失等肠麻痹表现。

3. 心脏功能异常

主要表现为心脏节律异常和传导阻滞。严重缺钾者可导致心脏收缩期停搏。

4. 代谢性碱中毒

血清钾过低时,K^+ 从细胞内移出,与 Na^+ 和 H^+ 交换(每移出 3 个 K^+,即有 2 个 Na^+ 和 1 个 H^+ 移入细胞),使细胞外液的 H^+ 浓度下降;另一方面,肾远曲小管 Na^+ - K^+ 交换减少,Na^+ - H^+ 交换增加,排 H^+ 增多,尿液呈酸性(反常性酸性尿)。这两方面的作用使病人发生低钾性碱中毒,可出现头晕、躁动、口周及手足麻木、面部及四肢抽动、手足抽搐等表现。

【辅助检查】

血清钾<3.5mmol/L。心电图检查可作为辅助性诊断手段,典型的心电图改变为 T 波降低、增宽、双相或倒置,随后出现 ST 段降低、Q-T 间期延长。如出现 u 波则更有诊断价值。

【处理原则】

1. 病因治疗

寻找和去除引起低钾血症的原因,如术后鼓励病人及早恢复饮食,积极治疗造成呕吐、腹泻的原发疾病,食用含钾丰富的饮食等。

2. 合理补钾

对严重低钾血症或出现明显并发症者,及时补钾。常用的补钾药物为10%氯化钾。细胞内缺钾恢复较慢,纠正低钾血症时不宜操之过急,通常采用分次补钾、边治疗边观察的方法。

【护理评估】

1. 健康史

(1)一般情况:包括年龄、性别、精神状态、饮食习惯等。

(2)既往史:了解有无饮食改变、排泄异常或应用排钾利尿药等可导致低钾血症的原因,有无手术史、创伤史。

(3)家族史:了解家族中有无低钾性周期性麻痹病史者。

2. 身体状况

(1)症状与体征:评估有无神经、肌肉兴奋性降低和肌力改变,如四肢软弱无力、呼吸困难等;有无消化道功能障碍和心脏功能异常。

(2)辅助检查:了解血清钾浓度和心电图改变。

3. 心理-社会状况

评估病人及家属对疾病的认知程度和心理反应。

【常见护理诊断/问题】

1. 活动无耐力

与低钾所致的肌无力有关。

2. 有受伤的危险

与软弱无力有关。

3. 潜在并发症

代谢性碱中毒、高钾血症。

【护理目标】

1.病人肌无力改善,活动耐力增加,活动后无不适反应。

2.病人未出现受伤情况。

3.病人未发生并发症,或并发症得到及时发现和处理。

【护理措施】

1.恢复血清钾浓度

(1)减少钾丢失:遵医嘱给予止吐、止泻等治疗,以减少钾的继续丢失。

(2)遵医嘱补钾:应注意遵循以下原则。

1)尽量口服补钾:常选用10%氯化钾或枸橼酸钾溶液口服。同时鼓励病人多进食含钾丰富的食物,如肉类、牛奶、香蕉、新鲜蔬菜等。不能口服(如昏迷或术后禁食者)或病情较重者,则考虑10%氯化钾溶液稀释后静脉滴注。

2)补钾不宜过早:每小时尿量>40ml或每日尿量>500ml时方可补钾,以免钾蓄积在体内而引起高钾血症。

3)浓度不宜过高:静脉补钾时浓度不宜超过0.3%,即1000ml溶液中最多加入10%氯化钾30ml(相当于氯化钾3g)。

4)速度不宜过快:成人静脉补钾的速度不宜超过60滴/分,严禁直接静脉注射氯化钾溶液,以免血钾突然升高导致心搏骤停。

5)总量不宜过多:可依据血清钾降低程度,每日补钾40~80mmol(以每克氯化钾相等于13.4mmol钾计算,每日约需补充氯化钾3~6g)。

(3)病情观察:补钾过程中需密切观察精神状态、肌张力、腱反射、胃肠道功能等变化,动态监测血清钾浓度。快速补钾或补钾量大时应行心电监护,以保证病人的安全。

2.减少受伤的危险

参见本章等渗性缺水的护理相关内容。

3.健康教育

长时间禁食或进食不足者以及近期有呕吐、腹泻、胃肠道引流者,应注意定期监测血清钾浓度并及时补钾,以避免发生低钾血症。

【护理评价】

通过治疗及护理,病人是否:①活动耐力增加,活动后无不适反应;②受伤情况得以预防;③并发症得以预防,或得到及时发现和处理。

(二)高钾血症

血清钾浓度高于5.5mmol/L。

【病因】

常见病因有:①钾摄入过多:如口服或静脉补钾过多、大量使用含钾药物、大量输入库存血等;②钾排出减少:如急、慢性肾衰竭、长期应用保钾利尿药(如螺内酯、氨苯蝶啶)、盐皮质激素分泌不足等;③体内钾分布异常:如严重挤压伤、大面积烧伤、溶血及代谢性酸中毒时,K^+向细胞外转移。

【临床表现】

1. 神经、肌肉应激性改变

病人很快由兴奋转为抑制状态,表现为神志淡漠、感觉异常、乏力、四肢软瘫、腹胀、腹泻等。

2. 微循环障碍

常见于病情较重者,表现为皮肤苍白、湿冷、青紫,低血压等。

3. 心血管系统症状

表现为心动过缓或心律不齐,严重时可引起致死性的舒张期心搏骤停。

【辅助检查】

血清钾>5.5mmol/L。血清钾>7mmol/L者,几乎都有异常心电图的表现,有辅助诊断价值。典型的心电图改变为早期T波高而尖,CL-T间期延长,随后出现CLRS波增宽。

【处理原则】

因高钾血症有导致心搏骤停的危险,故一经诊断应立即处理。

1. 病因治疗

积极治疗原发疾病,改善肾功能。

2. 禁钾

立即停用所有含有钾盐的药物,避免进食含钾量高的食物。

3. 降低血清钾浓度

(1)促使K^+转入细胞内:①碱化细胞外液:静脉给予5%碳酸氢钠溶液,促使K^+移入细胞内或由尿排出;②促进糖原合成:予25%葡萄糖溶液100~200ml,以每5克糖加入胰岛素1U静脉滴注,必要时每3~4小时重复给予。

(2)促使K^+排泄:①呋塞米(速尿)40mg静脉推注;②阳离子交换树脂口服或保留灌肠;③肾功能不全或上述治疗无效时,可采取腹膜透析或血液透析。

4. 对抗心律失常

钙与钾有对抗作用,能缓解 K^+ 对心肌的毒性作用。如心电图显示情况严重、出现心律失常时,可用 10% 葡萄糖酸钙 20ml 加等量 25% 葡萄糖溶液缓慢静脉推注,必要时可重复。

【护理措施】

1. 恢复血清钾浓度

①指导病人停用含钾药物,避免进食含钾量高的食物;②遵医嘱用药以对抗心律失常及降低血钾水平;③透析病人做好透析护理,参见内科护理学相关章节。

2. 并发症的护理

①严密监测病人的生命体征、血清钾及心电图改变;②一旦发生心律失常应立即通知医师,积极协助治疗。如发生心搏骤停,立即实施心肺复苏。

3. 健康教育

告知肾功能减退或长期使用保钾利尿药的病人,应限制含钾食物或药物的摄入,定期监测血清钾浓度,以免发生高钾血症。

二、钙代谢异常

人体内的钙绝大部分(99%)以骨盐形式存在于骨骼和牙齿中,其余存在于各种软组织中,细胞外液钙仅占总钙量的 0.1%。血清钙浓度正常值为 2.25～2.75mmol/L,主要以 3 种形式存在:①游离钙(50%),也称离子钙,具有维持神经肌肉稳定性的作用;②蛋白结合钙(40%);③可扩散结合钙(10%)。钙代谢异常分为低钙血症和高钙血症,以前者多见。

(一)低钙血症

血清钙浓度低于 2.25mmol/L。

【病因】

甲状旁腺功能减退或甲状腺手术误伤甲状旁腺、急性胰腺炎、坏死性筋膜炎、降钙素分泌亢进、人血白蛋白水平下降、维生素 D 缺乏、高磷酸血症、肾衰竭、消化道瘘等均引起低钙血症。

【临床表现】

病人神经、肌肉兴奋性增强,表现为情绪易激动、口周及指(趾)尖麻木及针刺感、肌肉抽动、手足抽搐、腱反射亢进及面神经叩击征(Chvostek 征)阳性。

【辅助检查】

血清钙<2.0mmol/L 有诊断价值;部分病人可伴血清甲状旁腺素水平低于正常。

【处理原则】

处理原发疾病,补充钙剂。

1. 静脉补钙

可用 10%葡萄糖酸钙 10~20ml 或 5%氯化钙 10ml 静脉注射,必要时 8~12 小时后重复使用。

2. 口服补钙

需要长期治疗者,可口服钙剂和维生素 D。

3. 双氢速甾醇

治疗低血钙的作用缓慢而持久,可先口服 0.8~2.4mg/次,每日 1 次,维持量为 0.25~1.75mg/次,每日或数日 1 次。

【护理措施】

1. 监测血清钙

了解血清钙浓度的动态变化,发现异常,及时通知医师。

2. 遵医嘱补钙

静脉注射钙剂时避免局部渗漏,速度宜慢,以免引起低血压或心律不齐。需长期口服补钙者指导其正确用药。

3. 防止窒息

严重低钙血症可累及呼吸肌,注意观察呼吸频率及节律,做好气管切开的准备。

(二)高钙血症

血清钙浓度高于 2.75mmol/L。

【病因】

高钙血症主要见于甲状旁腺功能亢进,其次为恶性肿瘤及恶性肿瘤骨转移。

其他原因还有维生素 D 中毒、甲状腺功能亢进、肾上腺皮质功能不全、多发性骨髓瘤等。

【临床表现】

早期表现无特异性,可出现疲乏、食欲减退、恶心呕吐、体重下降等表现。随血清钙浓度进一步升高,可出现头痛、背部和四肢疼痛、口渴、多尿、便秘等表现。血清钙>4.5mmol/L 可发生高钙血症危象,病人出现严重脱水、高热、心律失常、意识模糊等,易死于心搏骤停、肾衰竭等。

【辅助检查】

血清钙>2.75mmol/L;血清甲状旁腺素水平明显升高;部分病人尿钙增加;心电图表现为 Q-T 间期缩短及房室传导阻滞。

【处理原则】

处理原发疾病,促进钙排泄。具体治疗措施有:给予低钙饮食、补液、利尿,应用乙二胺四乙酸(EDTA)、肾上腺糖皮质激素和硫酸钠等药物降低血清钙浓度。普卡霉素(Mithramycin, MTM)用于治疗高钙血症时剂量为 25μg/(kg·d),连续1~4 日。

【护理措施】

动态监测血清钙浓度变化;遵医嘱补液及用药;指导病人采取低钙饮食,多饮水,多吃粗纤维食物以利于排便;便秘严重者,给予导泻或灌肠。

三、镁代谢异常

人体内的镁 50%存在于骨骼中,48%存在于细胞内,仅 2%存在于细胞外液。正常血清镁浓度为 0.75~1.25mmol/L。镁在控制神经活动、维持神经肌肉的兴奋性、细胞代谢等方面均有重要作用。镁代谢异常分为低镁血症和高镁血症。

(一)低镁血症

血清镁浓度低于 0.75mmol/L。

【病因】

主要病因有:①摄入不足:如长期禁食而输入的液体不含镁;②经胃肠道丢失

过多:如腹泻、呕吐、长期胃肠减压、肠瘘;③经肾排出过多:如长期应用利尿药、高钙血症、糖尿病酮症酸中毒、严重的甲腺旁腺功能亢进、甲状腺功能亢进、某些肾脏疾病等;④细胞外镁转入细胞内:如胰岛素治疗糖尿病酮症酸中毒时。

【临床表现】

与低钙血症相似,病人表现为神经系统和肌肉兴奋性增加,如精神紧张、情绪激动、手足抽搐、眼球震颤、腱反射亢进,并伴有血压升高、心动过速,精神错乱和定向障碍等。在排除或纠正缺钙之后以上症状仍未改善者,应考虑是否存在镁缺乏。

【辅助检查】

血清镁<0.75mmol/L,常伴有血清钾和钙的缺乏;心电图表现为 Q-T 间期延长和 QRS 波增宽;镁负荷试验有诊断价值,正常人在静脉输注氯化镁或硫酸镁后,注入量的 90% 很快从尿中排出,而镁缺乏者尿镁很少。

【处理原则】

处理原发疾病,适当补镁。症状轻者口服镁剂,严重者可经肌内注射或静脉输注硫酸镁溶液。完全纠正镁缺乏需要较长时间,故症状消失后应继续补充镁剂 1~3 周。同时注意适量补充钾和钙。

【护理措施】

1. 监测血清镁

了解血清镁浓度的动态变化,发现异常,及时通知医师。

2. 遵医嘱补镁

肌内注射时应做深部注射,并经常更换注射部位,以防局部形成硬结而影响疗效。静脉输注时应避免过量、过速,以防急性镁中毒和心搏骤停。

3. 健康教育

告知病人完全纠正镁缺乏需较长时间,鼓励和安慰病人,帮助病人调整情绪,配合治疗。

(二)高镁血症

血清镁浓度高于 1.25mmol/L。

【病因】

主要发生于肾功能不全时，偶见于应用硫酸镁治疗子痫的过程中。烧伤、广泛性外伤、严重细胞外液量不足和酸中毒时也可出现。

【临床表现】

血清镁浓度急性升高时，可抑制中枢神经系统和外周神经肌肉的兴奋性。病人感疲乏、软弱无力、血压下降、肌肉软瘫，腱反射消失。严重者可出现呼吸肌麻痹、昏迷甚至心搏骤停。

【辅助检查】

血清镁>1.25mmol/L，常伴有血清钾升高；心电图表现为 P-R 间期延长、CIRS 波增宽和 T 波增高。

【处理原则】

立即停用镁剂。缓慢静脉注射 10% 葡萄糖酸钙或氯化钙溶液 10~20ml，以对抗镁对心脏和肌肉的抑制作用。同时补充血容量、纠正酸中毒。必要时行透析治疗。

【护理措施】

1. 监测血清镁

了解血清镁浓度的动态变化，发现异常，及时通知医师。

2. 遵医嘱用药

缓慢静脉推注钙剂。透析治疗的护理参见内科护理学相关章节。

3. 健康教育

告知肾功能不全者应定期监测血清镁浓度，以免发生高镁血症。

四、磷代谢异常

人体内的磷 85% 存在于骨骼中，细胞外液中含量很少。磷是核酸及磷脂的基本成分，参与高能磷酸键的合成、蛋白质的磷酸化、细胞膜的组成及维持酸碱平衡等。正常血清磷浓度为 0.96~1.62mmol/L。磷代谢异常分为低磷血症和高磷血症。

(一)低磷血症

血清磷浓度小于 0.96mmol/L。

【病因】

主要病因有:①磷摄入不足或吸收减少:如长期经静脉或胃肠途径补充不含磷的营养物、慢性饥饿、呕吐腹泻、维生素 D 缺乏等;②磷排泄增加:如急性乙醇中毒、甲状旁腺功能亢进、肾小管性酸中毒、使用糖皮质激素或利尿药等;③磷向细胞内转移:大量葡萄糖及胰岛素输入、呼吸性碱中毒时。

【临床表现】

缺乏特异性。可有头晕、厌食、肌无力等神经肌肉症状。严重者有抽搐、精神障碍、昏迷,甚至呼吸肌无力而导致死亡。

【辅助检查】

血清磷<0.96mmol/L,常伴血清钙浓度升高。

【处理原则】

积极治疗原发疾病。对因甲状旁腺功能亢进引起者,可考虑行手术治疗。根据低磷血症的严重程度口服或静脉补充磷。

【护理措施】

了解血清磷浓度的动态变化,发现低于正常值时应及时通知医师并遵医嘱补磷。鼓励病人进食含磷丰富的食物,如紫菜、蛋黄、香菇、牛奶、豆类等。

(二)高磷血症

血清磷浓度高于 1.62mmol/L。

【病因】

常见病因有:①磷摄入或吸收过多:如服用过量维生素 D;②磷排泄减少:如急性肾衰竭、甲状旁腺功能减退等;③磷向细胞外液转移:见于糖尿病酮症酸中毒、挤压伤、接受细胞毒性化学药物治疗等。

【临床表现】

表现不典型,伴有低钙血症时可出现低钙血症相应临床表现。

【辅助检查】

血清磷>1.62mmol/L,常伴有血清钙浓度降低。

【处理原则】

积极处理原发疾病,减少磷的摄入,利尿以加快磷的排出。应用磷结合剂,如氢氧化铝凝胶或新型磷结合剂如碳酸镧、司维拉姆等。同时针对低钙血症进行处理。急性肾衰竭者必要时行透析治疗。

【护理措施】

限制饮食中磷的摄入。指导病人磷结合剂应与食物同服,不宜空腹服用,注意观察药物的不良反应。透析治疗的护理参见内科护理学相关章节。

第三节　酸碱平衡失调

pH、HCO_3^- 和 $PaCO_2$ 是反映酸碱平衡的基本因素,其中 HCO_3^- 反映代谢性因素,HCO_3^- 原发性减少或增加,可引起代谢性酸中毒或碱中毒;$PaCO_2$ 反映呼吸性因素,$PaCO_2$ 原发性增加或减少,可引起呼吸性酸中毒或碱中毒。在疾病的发展过程中,往往出现多种混合型的酸碱失调而使病情变得复杂。

一、代谢性酸中毒

代谢性酸中毒(metabolic acidosis)系因体内酸性物质积聚或产生过多,或 HCO_3^- 丢失过多所致,是外科临床中酸碱平衡失调最常见的类型。

【病因】

1. 代谢产酸增多

是代谢性酸中毒最主要的原因。常见的有 2 种情况:①乳酸酸中毒:见于各种原因引起的缺血缺氧或组织低灌注时,因无氧酵解增强而引起乳酸增加。常见于严重的损伤、感染、高热或休克等;②酮症酸中毒:糖尿病或严重饥饿状态下,因脂肪分解代谢加速,形成过多的酮体而引起。

2.碱性物质丢失过多

见于腹泻、胆瘘、肠瘘或胰瘘等导致大量碱性消化液丧失,造成 HCO_3^- 排出过多。

3.肾功能不全

见于急慢性肾功能不全、肾小管性酸中毒或应用肾毒性药物(如碳酸酐酶抑制剂)而影响 H^+ 的排出或 HCO_3^- 的重吸收。

【病理生理】

代谢性酸中毒时体内 HCO_3^- 减少, H_2CO_3 相对增加,机体通过下列代偿性调节,使之重新达到平衡。

1.血液缓冲系统的调节

细胞外液中增多的 H^+ 可迅速被体内的 HCO_3^- 所缓冲,使 HCO_3^- 不断被消耗,反应过程中产生的 CO_2 由肺排出。

2.肺的代偿调节

H^+ 浓度升高可刺激颈动脉体和主动脉体化学感受器,反射性引起呼吸中枢兴奋,表现为呼吸加快加深,加速 CO_2 排出,降低动脉血 $PaCO_2$,维持 HCO_3^-/H_2CO_3 的比值重新接近正常范围。呼吸的代偿反应非常迅速,一般酸中毒10分钟后就出现呼吸增强,30分钟后即达代偿,12~24小时达代偿高峰。

3.肾的代偿调节

肾小管上皮细胞的碳酸酐酶和谷氨酰胺酶活性增加,促进 H^+ 的排出及 NH_3 的生成,二者形成 NH_4^+ 后排出。此外, $NaHCO_3$ 重吸收亦增加。肾的代偿作用较慢,通常3~5日才能达高峰。

4.细胞的代偿调节

代谢性酸中毒时,细胞外液中过多的 H^+ 进入细胞内,与细胞内的缓冲物质结合。随着 H^+ 的移入, K^+ 移出以维持细胞内外的电平衡,故代谢性酸中毒时常伴有高钾血症。

【临床表现】

轻者症状常被原发疾病掩盖,重者症状明显。

1. 呼吸代偿表现

典型的症状为代偿性呼吸加深加快,呼吸频率可高达 40~50 次/分。酮症酸中毒时呼出的气体有酮味。

2. 中枢神经系统表现

中枢神经系统呈抑制状态,表现为疲乏、嗜睡、感觉迟钝或烦躁不安。严重者可神志不清、昏迷,伴对称性肌张力减弱、腱反射减弱或消失。

3. 心血管系统表现

病人面色潮红、心率加快、血压偏低。由于代谢性酸中毒可影响心肌收缩力和周围血管对儿茶酚胺的敏感性,病人易发生休克、心律不齐和急性肾功能不全,一旦发生很难纠正。

【辅助检查】

1. 动脉血气分析

①代偿期:血液 pH 在正常范围,HCO_3^-、剩余碱(BE)和 $PaCO_2$ 有一定程度降低;②失代偿期:血液 pH<7.35,HCO_3^- 明显下降,$PaCO_2$ 正常或代偿性降低。

2. 血清电解质

血清钾浓度升高。

【处理原则】

1. 积极处理原发疾病,消除病因。

2. 逐步纠正代谢性酸中毒

(1)轻度代谢性酸中毒(血浆 HCO_3^- 16~18mmol/L):经消除病因和适当补液后可自行纠正,常无须碱剂治疗。

(2)重症代谢性酸中毒(血浆 HCO_3^- <15mmol/L):在补液的同时应用碱剂治疗。

3. 维持 Ca^{2+}、K^+ 平衡。

【护理评估】

1. 健康史

了解是否有引起代谢性酸中毒的疾病或诱因存在。

2. 身体状况

(1)症状与体征:主要评估:①呼吸:有无加深加快、呼气时是否有酮味;②心血管系统表现:有无心率加快、血压降低、心律失常等;③神经系统表现:有无疲乏、眩晕、嗜睡、感觉迟钝、意识模糊或昏迷等。

(2)辅助检查:了解动脉血气分析结果及血清电解质水平等。

3. 心理-社会状况

评估病人及家属对疾病的认知程度和心理反应。

【常见护理诊断/问题】

1. 低效性呼吸型态

与代谢性酸中毒所致的呼吸深快有关。

2. 潜在并发症

高钾血症、代谢性碱中毒。

【护理目标】

1. 病人呼吸频率及节律恢复正常。
2. 病人未发生并发症,或并发症得到及时发现和控制。

【护理措施】

1. 病情观察

加强对病人生命体征、动脉血气分析、血清电解质等指标的监测,及时发现高钾血症、代谢性碱中毒等并发症,及时通知医师并配合治疗。

2. 用药护理

(1)补充碱剂

1)种类:常用5%碳酸氢钠溶液,乳酸钠也可用于治疗代谢性酸中毒,但肝功能不良或乳酸酸中毒时不宜使用。

2)用量:一般主张在动脉血气分析监测下根据病人的 HCO_3^- 分次补碱,补碱量宜小不宜大,首次剂量 100~250ml。

3)速度:5%碳酸氢钠溶液为高渗性液体,静脉输注速度不宜过快,以免导致高钠血症和血浆渗透压升高。

4)防止药液渗漏:周围静脉输注时若局部出现疼痛、肿胀,应立即更换注射部位,局部用50%硫酸镁溶液进行湿热敷,以免引起局部软组织坏死。

（2）补钙和补钾:①代谢性酸中毒时血Ca^{2+}增多,酸中毒纠正后Ca^{2+}减少,可因低钙血症引起手足抽搐、惊厥和神志改变,应及时静脉补充葡萄糖酸钙。②过快纠正酸中毒时大量K^+从细胞外又移回至细胞内,易引起低钾血症,应注意适当补钾。

3. 口腔护理

指导病人养成良好的卫生习惯,用漱口液清洁口腔,避免口腔黏膜干燥、损伤。

【护理评价】

通过治疗及护理,病人是否:①呼吸次数及节律恢复正常;②并发症得到有效预防,或得到及时发现和处理。

二、代谢性碱中毒

代谢性碱中毒系因体内H^+丢失或HCO_3^-增多所致。

【病因】

1. H^+丢失过多

包括:①经胃丢失:如幽门梗阻或高位肠梗阻引起的剧烈呕吐、长时间胃肠减压等可使大量的H^+、Cl^-丢失,是外科病人发生代谢性碱中毒最常见的原因;②经肾丢失:如长期应用袢利尿药(如呋塞米)或噻嗪类利尿药时可抑制肾近曲小管对Na^+和Cl^-的重吸收,引起低氯性碱中毒。

2. 碱性物质摄入过多

如长期服用碱性药物、治疗代谢性酸中毒时静脉注射过多碳酸氢钠及大量输注库存血时。

3. 低钾性碱中毒

低钾血症时细胞内液中的K^+向细胞外液转移,而细胞外液中的H^+向细胞内转移;同时肾小管上皮细胞Na^+–K^+交换减少,Na^+–H^+交换增加,血H^+下降,病人出现反常性酸性尿,更加重了碱中毒。

【病理生理】

1. 肺的代偿调节

代谢性碱中毒时血浆H^+浓度下降,呼吸中枢呈抑制状态,呼吸变浅变慢,使

CO_2 排出减少,$PaCO_2$ 升高,维持 HCO_3^-/H_2CO_3 比值接近正常范围。

2. 肾的代偿调节

肾小管上皮细胞的碳酸酐酶和谷氨酰胺酶活性降低,使 H^+ 排出和 NH_3 生成均减少,同时 HCO_3^- 重吸收亦减少,从而使血浆 HCO_3^- 减少。

3. 细胞的代偿调节

代谢性碱中毒时细胞外液的 H^+ 浓度降低,细胞内液中的 H^+ 逸出以进行代偿。作为交换,细胞外的 K^+ 进入细胞内而使得细胞外液的 K^+ 浓度降低,故碱中毒常伴有低钾血症。

【临床表现】

轻者常无明显表现,有时可有呼吸变浅、变慢或精神方面的异常,如谵妄、精神错乱或嗜睡等。严重者可因脑代谢障碍而发生昏迷。可伴有低钾血症和缺水的表现。

【辅助检查】

1. 动脉血气分析

①代偿期:血液 pH 在正常范围,HCO_3^-、BE 有一定程度增高;②失代偿期:血液 pH>7.45,HCO_3^- 明显增高,$PaCO_2$ 正常或代偿性增高。

2. 血清电解质

可伴血清钾、氯降低。

【处理原则】

1. 治疗原发疾病

代谢性碱中毒的治疗关键在于治疗原发疾病,解除病因。对胃液丢失所造成的代谢性碱中毒,可输入等渗盐水或葡萄糖盐水。

2. 纠正低钾血症

代谢性碱中毒几乎都伴有低钾血症,故需同时补钾,但应在病人尿量大于 40ml/h 后开始。

3. 应用酸性药物

严重代谢性碱中毒者(pH>7.65,血浆 HCO_3^- 为 45~50mmol/L),可应用稀释的盐酸溶液(0.1~0.2mol/L)尽快中和细胞外液中过多的 HCO_3^-。

【护理措施】

1. 病情观察

定期监测病人的生命体征、意识状况、动脉血气分析及血清电解质等。及时发现低钾血症、低钙血症等并发症,遵医嘱正确补充钾或钙。

2. 用药护理

(1)配制方法:将 1mol/L 盐酸 150ml 溶入 1000ml 生理盐水或 5% 葡萄糖溶液中,配置成稀释盐酸溶液(浓度为 0.15mol/L)。

(2)输注途径:稀释盐酸溶液应经中心静脉导管输注,严禁经周围静脉输入,以防渗漏导致皮下组织坏死。

(3)输注速度:不宜过快,应缓慢滴入(25~50ml/h),每 4~6 小时重复监测动脉血气分析及血清电解质,根据检查结果调节输注速度,以逐步纠正碱中毒。

三、呼吸性酸中毒

呼吸性酸中毒系指因肺泡通气及换气功能减弱,不能充分排出体内生成的 CO_2,致血液中 $PaCO_2$ 增高引起的高碳酸血症。

【病因】

凡能引起肺泡通气功能不足的疾病均可导致呼吸性酸中毒。常见病因有:①呼吸中枢抑制或呼吸肌麻痹:如全身麻醉过深、镇静剂过量、颅脑损伤、重症肌无力、重度低血钾等;②呼吸道阻塞或肺部疾病:如喉头痉挛和水肿、支气管异物、急性肺水肿、慢性阻塞性肺部疾病、肺炎等;③胸部活动受限:如严重胸壁损伤、严重气胸、胸腔积液等;④呼吸机管理不当。

【病理生理】

1. 血液缓冲系统的代偿调节

血液中的 H_2CO_3 与 Na_2HPO_4 结合,生成 $NaHCO_3$ 和 NaH_2PO_4,后者从尿液排出,使血液中的 H_2CO_3 减少、HCO_3^- 增多,但此代偿能力较弱。

2. 肾的代偿调节

肾小管上皮细胞的碳酸酐酶和谷氨酰胺酶活性增加,促使肾小管排出 H^+ 和

NH_4^+ 增加,同时 $NaHCO_3$ 的重吸收亦增加。此代偿过程较慢。

3. 细胞的代偿调节

是急性呼吸性酸中毒时主要的代偿方式,呼吸性酸中毒往往伴有高钾血症。

【临床表现】

病人表现为胸闷、气促、呼吸困难、发绀等。严重者可伴血压下降、谵妄、昏迷等。因 CO_2 潴留引起脑血管扩张、颅内压增高,病人可出现持续性头痛。严重脑缺氧可致脑水肿、脑疝,甚至呼吸骤停。严重呼吸性酸中毒所致的高钾血症可导致心搏骤停。慢性呼吸性酸中毒的临床表现常被原发疾病所掩盖,只有严重的 CO_2 潴留时才出现上述症状。

【辅助检查】

动脉血气分析显示血液 pH 降低、$PaCO_2$ 明显增高、HCO_3^- 正常或代偿性增高。

【处理原则】

积极治疗原发疾病,改善通气功能,解除呼吸道梗阻,必要时行气管插管或气管切开并使用呼吸机辅助呼吸。

【护理措施】

1. 病情观察

持续监测呼吸频率、深度和呼吸肌运动情况以评估呼吸困难的程度,定期监测生命体征、动脉血气分析、血清电解质等。

2. 改善通气

解除呼吸道梗阻,促进排痰,控制感染,扩张小支气管;协助医师进行气管插管或气管切开,并做好相应护理;呼吸机辅助通气者,注意调节呼吸机的各项参数,严格执行呼吸机使用的护理常规。

3. 持续给氧

给予低流量持续给氧,注意浓度不宜过高,以免减弱呼吸中枢对缺氧的敏感性而导致呼吸抑制。

四、呼吸性碱中毒

呼吸性碱中毒是指因肺泡通气过度、体内 CO_2 排出过多,致 $PaCO_2$ 降低而引起的低碳酸血症。

【病因】

凡能引起过度通气的因素均可导致呼吸性碱中毒。常见的病因有癔症、高热、中枢神经系统疾病、疼痛、创伤、感染、呼吸机辅助通气过度等。

【病理生理】

呼吸性碱中毒时主要由细胞内外的离子交换、细胞内的缓冲作用及肾脏的代偿调节来维持酸碱平衡。呼吸性碱中毒时也可出现低钾血症。

【临床表现】

多数病人有呼吸急促的表现,还可出现眩晕、手足和口周麻木及针刺感、肌肉震颤、手足抽搐,常伴心率加快。危重病人发生急性呼吸性碱中毒常提示预后不良。

【辅助检查】

动脉血气分析结果显示血液 pH 增高、$PaCO_2$ 降低、HCO_3^- 代偿性降低。

【处理原则】

1. 积极治疗原发疾病

如调节呼吸机参数、癔症病人适当给予镇静药物等。

2. 对症处理

可用纸袋罩住口鼻呼吸,通过增加呼吸道无效腔以减少 CO_2 的呼出。病情严重者可吸入含 $5\% CO_2$ 的氧气,从而增加血液 $PaCO_2$。

【护理措施】

1. 病情观察

定期监测生命体征、意识状况、动脉血气分析、血清电解质等。若出现手足抽搐,应及时补钙。

2. 维持正常的气体交换形态

指导病人深呼吸,教会病人使用纸袋呼吸的方法。如因呼吸机使用不当造成,应立即调整呼吸机参数。

第二章 外科休克病人的护理

第一节 概 述

【病因与分类】

休克的分类方法很多。最常用的分类方法是根据病因将休克分为低血容量性休克、感染性休克、心源性休克、过敏性休克、神经源性休克 5 类,其中低血容量性休克和感染性休克在外科最为常见。按休克的始动环节分类,可分为低血容量性休克、血管源性休克、心源性休克。按休克时的血流动力学特点分类,可分为低排高阻型休克和高排低阻型休克。

【病理生理】

有效循环血量锐减、组织灌注不足以及由此导致的微循环障碍、细胞代谢障碍及功能受损、重要内脏器官继发性损害是休克共同的病理生理基础。

(一)微循环障碍

按微循环障碍发展过程,将休克病程分为 3 期。

1. 微循环缺血期

休克早期,有效循环血量锐减导致血压下降,刺激主动脉弓和颈动脉窦压力感受器引起血管舒缩中枢加压反射,交感-肾上腺轴兴奋引起儿茶酚胺大量释放,同时肾素-血管紧张素-醛固酮系统兴奋,使心跳加快、心排血量增加,并选择性地使外周(如骨骼肌、皮肤)和内脏(如肝、脾、胃肠)的小血管、微血管平滑肌收缩,尤其是毛细血管前阻力血管收缩更为明显,大量毛细血管网关闭,同时直捷通路和动-静脉短路开放,回心血量增加,血液在体内重新分布,以保证心、脑等重要脏器的血液供应。由于此时毛细血管后括约肌处于相对开放的状态,使得此期微循环呈现"少灌少流,灌少于流"的特点,真毛细血管网内血量减少,毛细血管静水压降低,组织间液回吸收入毛细血管网,可在一定程度上补充循环血量。此期又称为休克早期或休克代偿期,如能去除病因并采取积极措施,休克较容易纠正。

2. 微循环淤血期

若休克未能及时纠正,病情持续发展,流经毛细血管的血流量继续减少,组织因严重缺血、缺氧而处于无氧代谢状态,产生大量的酸性代谢产物,同时释放舒张血管的组胺、缓激肽等介质。受这些扩血管物质的影响,微血管前括约肌松弛,而后括约肌因敏感性较低,则仍处于相对收缩状态,使得此期微循环呈现"灌而少流,灌大于流"的特点,大量血液淤滞于毛细血管网内,致毛细血管静水压升高、通透性增加,大量血浆外渗至第三间隙,血液浓缩,且循环血量进一步下降,心、脑等重要脏器灌注不足,进入休克抑制期。

3. 微循环衰竭期

随病情进一步发展,休克进入不可逆阶段。由于血液浓缩、黏稠度增加,加之酸性环境中血液处于高凝状态,红细胞与血小板发生凝集而在血管内形成大量微血栓,甚至发生弥散性血管内凝血。随着各种凝血因子的大量消耗,纤维蛋白溶解系统被激活,可出现全身严重的出血倾向。由于组织缺少血液灌注、细胞严重缺氧,加之酸性代谢产物和内毒素的作用,使细胞内溶酶体膜破裂,释放多种水解酶,造成细胞自溶、死亡,最终引起广泛的组织损害,甚至多器官功能受损。此期亦称为休克失代偿期。

(二)代谢改变

1. 能量代谢障碍

由于组织灌注不足和细胞缺氧,体内的葡萄糖以无氧酵解为主,产生的能量较少,造成机体能量严重不足。此外,休克引起的应激状态使儿茶酚胺和肾上腺皮质激素明显升高,引起以下反应:①促进糖异生,抑制糖降解,导致血糖水平升高;②抑制蛋白合成、促进蛋白分解,为机体提供能量和合成急性期反应蛋白的原料。当有特殊功能的酶类蛋白质被分解消耗后,则影响机体的生理过程;③脂肪分解代谢明显增强,成为机体获取能量的重要来源。

2. 代谢性酸中毒

葡萄糖无氧酵解增强,乳酸生成增多。同时由于肝功能受损,处理乳酸的能力减弱,导致高乳酸血症及代谢性酸中毒。

(三)炎症介质释放和细胞损伤

严重损伤、感染等可刺激机体释放大量炎性介质,包括白介素、肿瘤坏死因子、集落刺激因子、干扰素和一氧化氮等,形成"瀑布样"级联放大反应。活性氧代谢产物可造成脂质过氧化和细胞膜破裂。

休克时因无氧代谢使 ATP 产生不足,影响细胞各种膜的屏障功能。如细胞膜上的 Na^+-K^+ 泵功能失调,可出现钾离子无法进入细胞内,而细胞外液则随钠离子进入细胞内,造成细胞外液量减少及细胞肿胀、死亡。此外,细胞膜、线粒体膜、溶酶体膜等质膜被破坏,溶酶体膜破裂后释放的水解酶引起细胞自溶和组织损伤,进一步加重休克。

(四)内脏器官继发性损害

休克过程中由于微循环功能障碍及全身炎症反应综合征(systemic inflammatory response syndrome,SIRS),常引起内脏器官的不可逆损害。若同时或短时间内相继出现 2 个或 2 个以上的器官系统的功能障碍,称为多器官功能障碍综合征(multiple organ dysfimction syndrome,MODS),是造成休克死亡的主要原因。

1. 肺

是休克引起 MODS 时最常累及的器官。低灌注和缺氧可损伤肺毛细血管内皮细胞和肺泡上皮细胞。其中毛细血管内皮细胞受损可造成血管壁通透性增加,导致肺间质水肿;肺泡上皮细胞受损可造成肺泡表面活性物质生成减少、肺泡表面张力升高,继发肺泡萎陷而引起局限性肺不张及氧弥散障碍,通气/血流比例失调。病人表现为进行性呼吸困难、动脉血氧分压进行性下降,称为急性呼吸窘迫综合征(acute respiratory distress syndrome,ARDS)。一旦发生 ARDS,后果极为严重,死亡率高达 40% 左右。

2. 肾

是休克时易受损害的重要器官。休克时儿茶酚胺、血管升压素和醛固酮分泌增加,引起肾血管收缩、血流量减少,使肾小球滤过率降低,尿量减少。同时肾内血流重新分布并主要转向髓质,使肾皮质血流量明显减少,肾小管上皮细胞大量坏死,引起急性肾衰竭(acute renal failure,ARF)。

3. 心

除心源性休克外,其他类型的休克在早期一般无心功能异常。休克加重后,因心率过快使舒张期过短,舒张压下降。由于冠状动脉灌流量的 80% 发生于舒张期,因此冠状动脉血流量明显减少,心肌因缺氧和酸中毒而受损。一旦心肌微循环内血栓形成,可引起局灶性心肌坏死和心力衰竭。此外,休克时的酸中毒及高钾血症也可加重心肌损害。

4. 脑

休克早期,由于血液重新分布和脑循环的自身调节,脑的血液供应基本能够保证。随着休克的发展,动脉血压持续下降,造成脑灌注压下降和血流量减少,导致脑缺氧。缺氧和酸中毒引起胶质细胞肿胀、血管通透性升高,可继发脑水肿并引起颅内压增高,严重者形成脑疝。

5. 肝

休克时肝血流量减少,肝细胞因缺血、缺氧而明显受损。肝窦和中央静脉内可有微血栓形成,导致肝小叶中心发生坏死,肝脏的解毒和代谢能力均下降,可发生内毒素血症,严重时出现肝性脑病和肝衰竭。

6. 胃肠道

休克时有效循环血量不足、血压降低,机体因代偿而进行血液重新分布,使胃肠道最早发生缺血和酸中毒。胃肠道黏膜因持续性的缺血、缺氧而发生糜烂、出血或应激性溃疡。同时胃肠道黏膜的屏障结构和功能受到破坏,肠道内的细菌及毒素发生移位,引起肠源性感染或毒血症。

【临床表现】

按照休克的发病过程,其临床表现分为休克代偿期和休克抑制期。

1. 休克代偿期

亦称休克早期。因中枢神经系统兴奋性增高、交感-肾上腺轴兴奋,病人表现为精神紧张、烦躁不安、面色苍白、四肢湿冷、脉搏加快、呼吸急促。动脉血压变化不大,但脉压缩小。尿量正常或减少。若处理及时,休克可很快得到纠正。否则,病情继续发展,很快进入休克抑制期。

2. 休克抑制期

亦称休克期。此期病人表情淡漠、反应迟钝,甚至出现意识模糊或昏迷。皮肤黏膜发绀、四肢冰冷、脉搏细速、呼吸浅促、血压进行性下降。严重者脉搏微弱、血压测不出、呼吸微弱或不规则、尿少或无尿。若皮肤、黏膜出现瘀点、瘀斑,或出现鼻腔、牙龈、内脏出血等,则提示并发 DIC。若出现进行性呼吸困难、烦躁、发绀,给予吸氧仍不能改善时,则提示并发 ARDS。病人常因继发 MODS 而死亡。

【辅助检查】

1. 实验室检查

(1)三大常规:①血常规:红细胞计数、血红蛋白降低提示失血;血细胞比容增高提示血浆丢失;白细胞计数和中性粒细胞比值升高提示感染。②尿常规:尿比重增高提示血液浓缩或血容量不足。③大便常规:大便隐血试验阳性或黑便提示消化系统出血。

(2)血生化:检测肝肾功能、血糖、血清电解质等,了解病人是否合并 MODS 及酸碱平衡失调的程度。

(3)凝血功能:当血小板计数$<80×10^9/L$、血浆纤维蛋白原$<1.5g/L$ 或呈进行性下降、凝血酶原时间较正常延长 3 秒以上、3P(血浆鱼精蛋白副凝固)试验阳性、血涂片中破碎红细胞超过 2%时,提示 DIC。

(4)动脉血气:动脉血氧分压(PaO_2)反映血液携氧状态,正常值为 80 ~ 100mmHg。若 $PaO_2<60$mmHg、吸入纯氧后仍无改善,提示 ARDS。二氧化碳分压($PaCO_2$)是反映通气和换气功能的指标,可作为呼吸性酸中毒或碱中毒的判断依据,正常值为 36~44mmHg。过度通气可使 $PaCO_2$ 降低,但也可能是代谢性酸中毒呼吸代偿的结果。

(5)动脉血乳酸盐:正常值为 1~1.5mmol/L,反映细胞缺氧程度,可用于休克的早期诊断(>2mmol/L),也可用于判断预后。休克时间越长,细胞缺氧程度越严重,其数值也越高,提示预后越差。

(6)胃肠黏膜 pH(pHi):胃肠道对缺血、缺氧较为敏感,测定胃肠黏膜内 pH,可反映组织缺血、缺氧的情况,有助于隐匿型代偿性休克的诊断。pHi 的正常值为 7.35~7.45。

2. 血流动力学监测

(1)中心静脉压(CVP):代表右心房或胸段腔静脉内的压力,可反映全身血容量及右心功能,临床常通过连续动态监测 CVP 准确反映右心前负荷。正常值为 5 ~12cmH_2O。CVP<5cmH_2O,提示血容量不足;CVP>15cmH_2O,提示心功能不全;CVP>20cmH_2O 时,提示存在充血性心力衰竭。

(2)肺毛细血管楔压(pulmonary capillary wedge pressure,PCWP):应用 Swan-Ganz 漂浮导管测量,反映肺静脉、左心房和左心室压力。正常值为 6~15mmHg,低于正常值提示血容量不足(较 CVP 敏感),高于正常值提示肺循环阻力增加。如发现 PCWP 增高,即使 CVP 正常,也应限制输液量,以免发生肺水肿。此外,通过

Swan-Ganz 漂浮导管还可获得混合静脉血标本进行血气分析,以判断预后。

（3）心排血量（cardiac output,CO）和心脏指数（cardiac index,CI）:应用 Swan-Ganz 漂浮导管由热稀释法测得,CO = 心率×每搏心排血量。正常成人 CO 值为 4~6L/min。单位体表面积的 CO 为 CI,正常值为 2.5~3.5L/（ min · m^2）。休克时 CO 及 CI 多降低,但某些感染性休克可增高。

3. 影像学检查

X 线、超声、CT、MRI 等检查有助于了解脏器损伤、感染等情况,及时发现原发病。

4. 诊断性穿刺

疑有腹腔内脏损伤者,可行诊断性腹腔穿刺;疑有异位妊娠破裂出血者,可行后穹隆穿刺。

【处理原则】

尽早去除病因,迅速恢复有效循环血量,纠正微循环障碍,恢复正常代谢,防止 MODS。

1. 急救

（1）现场救护:包括损伤处包扎、固定、制动及控制大出血等,必要时使用抗休克裤。

（2）保持呼吸道通畅:松解领扣,解除气道压迫,清除呼吸道异物或分泌物,使头部后仰,保持气道通畅。早期经鼻导管或面罩给氧,必要时行气管插管或气管切开,予呼吸机辅助呼吸。

2. 补充血容量

原则为及时、快速、足量,先晶后胶。在连续监测动脉血压、尿量和 CVP 的基础上,结合病人的神志、皮肤温度、末梢循环、脉率及毛细血管充盈时间等情况,估算补液量和判断补液效果。

3. 处理原发疾病

尽快恢复有效循环血量后,及时针对原发疾病（如内脏大出血、消化道穿孔、急性梗阻性化脓性胆管炎等）进行手术处理。有时应在积极抗休克的同时实施手术,以免延误抢救时机。

4. 纠正酸碱平衡失调

轻症酸中毒在积极扩容、微循环障碍改善后即可缓解,故不主张早期使用碱性药物。重度休克合并严重的酸中毒且经扩容治疗效果不满意时,需用碱性药物纠正,常用 5%碳酸氢钠。由于酸性环境有利于氧与血红蛋白解离,增加组织氧供,有助于休克复苏,故应遵循"宁酸勿碱"的原则,一次应用碱性药物不宜过多。

5. 应用血管活性药物

若经补液、纠正酸中毒等措施后仍未能有效改善休克时,可酌情采用血管活性药物。

(1)血管收缩剂:常用的有去甲肾上腺素、多巴胺、间羟胺等。该类药物通过收缩小动脉而有暂时升高血压的作用,但可加重机体缺氧。多巴胺是最常用的血管活性药物,兼具兴奋 α、β_1 和多巴胺受体的作用。小剂量多巴胺可增加心肌收缩力和增加心排血量,并扩张胃肠道和肾等内脏器官的血管;大剂量则使血管收缩,外周阻力升高。去甲肾上腺素也较为常用,主要兴奋 α 受体,具有兴奋心肌、收缩血管、升高血压、增加冠状动脉血流量的作用。

(2)血管扩张剂:分为 2 类。①α 受体阻滞药:解除去甲肾上腺素引起的小血管收缩和微循环淤滞并增强左心室收缩力,如酚妥拉明、酚苄明等。②抗胆碱能药:对抗乙酰胆碱所致的平滑肌痉挛,使血管扩张,改善微循环,如阿托品、山莨菪碱等。

(3)强心药:增强心肌收缩力、减慢心率。最常用的药物为强心苷(如毛花苷 C)。

6. DIC 的治疗

对诊断明确的 DIC,早期可用肝素抗凝,用量为 1.0mg/kg,每 6 小时 1 次。DIC 晚期,纤维蛋白溶解系统亢进,则使用抗纤溶药物,如氨甲苯酸、氨基己酸,以及抗血小板黏附和聚集的药物,如阿司匹林、潘生丁和低分子右旋糖酐。

7. 皮质类固醇和其他药物的应用

皮质类固醇适用于严重休克及感染性休克的病人。其主要作用有:①阻断 α 受体兴奋作用,扩张血管,降低外周血管阻力,改善微循环;②保护细胞内溶酶体,防止溶酶体破裂;③增强心肌收缩力,增加心排血量;④增强线粒体功能,防止白细胞积聚;⑤促进糖异生,减轻酸中毒。一般主张短期内大剂量应用,如地塞米松 1~3mg/kg,一般使用 1~2 次,以防过多应用引起机体抗感染能力下降、切口愈合不良或加重应激性溃疡等不良反应。严重休克者,可适当延长应用时间。

　　其他药物如钙通道阻滞药维拉帕米、吗啡类拮抗剂纳洛酮、氧自由基清除剂超氧化物歧化酶(SOD)、前列环素(PGI_2)、三磷腺苷-氯化镁($ATP-MgCl_2$)等也有助于休克的治疗。

【护理评估】

1. 健康史

(1)一般情况:了解病人的年龄、性别、经济状况等。

(2)既往史:了解病人有无外伤、脏器破裂、烧伤等大量失血、失液史;有无感染或过敏史;发病以来是否采取补液等治疗措施。了解病人既往健康状况。

2. 身体状况

(1)症状与体征

1)意识和精神状态:意识反映脑组织血液灌流情况,是反映休克的敏感指标。休克早期病人呈兴奋状态或烦躁不安,休克加重时表情淡漠、意识模糊、反应迟钝甚至昏迷。

2)生命体征:①血压:是最常用的监测指标,但并不是反映休克程度最敏感的指标。休克早期血压变化不大,休克晚期血压呈进行性下降。收缩压<90mmHg、脉压差<20mmHg,提示休克存在;②脉搏:休克早期脉率增快,且出现在血压变化之前,是休克的早期诊断指标。休克加重时脉搏细弱,甚至摸不到。常用脉率/收缩压(mmHg)计算休克指数,≥1.0提示休克,>2.0提示严重休克;③呼吸:呼吸急促、变浅、不规则,提示病情严重。呼吸增至30次/分以上或降至8次/分以下,提示病情危重;④体温:多数休克病人体温偏低,但感染休克病人可有高热。若体温突升至40℃以上或骤降至36℃以下,提示病情危重。

3)皮肤:皮肤的色泽和温度反映体表灌流的情况。除少数感染性休克病人外,大多数休克病人表现为皮肤和口唇黏膜苍白、发绀或呈花斑状,四肢湿冷。补充血容量后若四肢转暖,皮肤温暖、干燥、红润,说明休克好转。

4)尿量:反映肾灌流的情况,也是判断血容量是否补足简单而有效的指标。休克时尿量减少,若<25ml/h、尿比重增高,提示肾血管收缩或血容量不足;若血压正常而尿量仍少且尿比重低,应考虑急性肾衰竭。

5)局部状况:了解病人有无骨骼、肌肉、皮肤及软组织的损伤;有无局部出血及出血量;腹部损伤者腹膜刺激征和移动性浊音是否阳性。

(2)辅助检查:了解各项实验室检查的结果,动态监测血流动力学指标,以助判断病情的严重程度和制订护理计划。疑有腹腔内脏损伤或异位妊娠破裂出血者行诊断性穿刺,是否抽得不凝血。

　　3. 心理–社会状况

　　了解病人及家属的情绪反应;评估病人及家属对疾病、治疗及预后的认知情况及心理承受能力。

　　【常见护理诊断/问题】

　　1. 体液不足

　　与大量失血、失液有关。

　　2. 组织灌注量改变

　　与有效循环血量减少、微循环障碍有关。

　　3. 气体交换受损

　　与微循环障碍、缺氧和呼吸形态改变有关。

　　4. 有体温失调的危险

　　与感染或组织灌注不良有关。

　　5. 有感染的危险

　　与免疫力下降、接受侵入性治疗有关。

　　6. 有受伤的危险

　　与烦躁不安、意识模糊有关。

　　【护理目标】

　　1. 病人体液维持平衡,表现为生命体征平稳、面色红润、四肢温暖、尿量正常。
　　2. 病人有效循环血量恢复,组织灌流不足得到改善。
　　3. 病人呼吸道通畅、呼吸平稳,血气分析结果维持在正常范围内。
　　4. 病人体温维持正常。
　　5. 病人未发生感染或感染发生后被及时发现并处理。
　　6. 病人未发生意外受伤。

　　【护理措施】

　　1. 迅速补充血容量

　　(1) 建立静脉通路:迅速建立 2 条以上静脉输液通道,大量快速补液(除心源性休克外)。周围静脉萎陷或肥胖病人穿刺困难时,应立即进行中心静脉穿刺,并同时监测 CVP。

(2)合理补液

1)种类:一般先快速输入扩容作用迅速的晶体溶液,首选平衡盐溶液,也可选用 3%~7.5% 的高渗盐溶液以减轻组织肿胀;后输入扩容作用持久的胶体溶液,如低分子右旋糖酐、血浆、羧甲淀粉、全血、人血白蛋白等。低分子右旋糖酐既可扩容,又可降低血液黏稠度,改善微循环;全血是补充血容量的最佳胶体液,急性失血量超过 30% 应快速输注全血;血细胞比容低于 25%~30% 时,给予浓缩红细胞。

2)速度和量:根据病人的临床表现、心肺功能,特别是动脉血压及 CVP 等进行综合分析,合理安排及调整补液的速度和量(表 2-1)。血压和 CVP 均低时,提示全身血容量明显不足,需快速大量补液;血压低而 CVP 高时,提示血容量相对较多或可能心功能不全,此时应减慢输液速度,适当限制补液量,以防发生急性肺水肿或心功能衰竭。

表 2-1 中心静脉压、血压与补液的关系

中心静脉压	血压	原因	处理原则
低	低	血容量严重不足	充分补液
低	正常	血容量不足	适当补液
高	低	心功能不全或血容量相对过多	给强心药,纠正酸中毒,舒张血管
高	正常	容量血管过度收缩	舒张血管
正常	低	心功能不全或血容量不足	补液试验*

* 补液试验:取等渗盐水 250ml,于 5~10 分钟内经静脉滴入,若血压升高而 CVP 不变,提示血容量不足;若血压不变而 CVP 升高 3~5cmH$_2$O(0.29~0.49kPa),提示心功能不全

(3)病情观察:定时监测病人的生命体征、意识、面色、肢端温度及色泽、CVP、尿量及尿比重等指标的变化,以判断补液效果。若病人从烦躁转为平静、淡漠迟钝转为对答如流、口唇红润、肢体温暖、血压升高、脉压变大、CVP 正常、尿量>30ml/h,提示血容量已基本补足,休克好转。

(4)记录出入量:准确记录输入液体的种类、数量、时间、速度,并记录 24 小时出入水量以作为后续治疗的依据。

2. 改善组织灌注

(1)取休克体位:头和躯干抬高 20°~30°、下肢抬高 15°~20°,使膈肌下移,有

利于呼吸;同时增加肢体回心血量,改善重要脏器血液供应。

(2)使用抗休克裤:其抗休克的原理为通过腹部和腿部加压,控制腹部或下肢的出血,同时促进静脉血液回流,改善重要脏器供血。休克纠正后,应由腹部开始缓慢放气,每15分钟测量血压1次,以免放气过快引起低血压。若发现血压下降超过5mmHg,应停止放气并重新注气。

(3)用药护理

1)用药种类:临床常将血管收缩剂和扩张剂联合应用,以兼顾各重要脏器的血液灌注水平。大剂量多巴胺可使血管收缩、外周阻力升高,抗休克时不宜采用大剂量多巴胺,可将多巴胺与其他血管收缩剂合用。血管扩张剂可使血管容量扩大,造成血容量相对不足而导致血压下降,故应在血容量已基本补足而微循环未见好转时使用。在已充分补液、CVP>15cmH$_2$O而动脉压仍低时,可考虑使用强心药。

2)浓度和速度:应从低浓度、慢速度开始,最好用输液泵来控制滴速。应用心电监护仪每5~10分钟测血压1次,血压平稳后每15~30分钟测1次,根据血压及时调整药物的浓度和速度,以防血压骤升或骤降。

3)用药观察:强心药物用药过程中应注意观察心率、心律及药物的副作用。

4)避免药物外渗:药物外渗可引起局部组织坏死,若发现注射部位红肿、疼痛,应立即更换注射部位,局部用0.25%普鲁卡因进行封闭。

5)停药护理:停药时应逐渐降低药物浓度、减慢速度后撤除,以防突然停药引起血压较大波动。

3.维持有效气体交换

(1)保持呼吸道通畅:神志淡漠或昏迷者,应将头偏向一侧或置入通气导管,以防舌后坠或呕吐物、气道分泌物等引起误吸。在病情允许的情况下,鼓励病人进行深呼吸训练,协助叩背并进行有效咳嗽、排痰。气管插管或气管切开者应及时吸痰。定时观察呼吸音变化,若有肺部湿啰音或喉头痰鸣者,及时清除呼吸道分泌物。协助病人进行双上肢和胸廓运动,以促进肺扩张。

(2)改善缺氧:常规给氧,调节氧浓度为40%~50%、氧流量为6~8L/min为宜。严重呼吸困难者,协助医师进行气管插管或气管切开,尽早使用呼吸机辅助呼吸。

(3)监测呼吸功能:密切观察病人的呼吸频率、节律及深度,动态监测动脉血气分析,了解缺氧程度及呼吸功能。若病人出现进行性呼吸困难、发绀、氧分压<60mmHg且吸氧后无改善,提示出现呼吸衰竭或ARDS,应立即报告医师并协助气管插管行机械通气。

4. 维持正常体温

(1)监测体温:每 4 小时 1 次,密切观察其变化。

(2)保暖:体温过低时应注意保暖,可采取加盖被子或调高室温等方法,禁忌用热水袋或电热毯等提高体表温度,以防烫伤及因局部皮肤血管扩张、组织耗氧量增加而引起重要内脏器官血流量进一步减少。

(3)降温:感染性休克病人出现高热时,应采取物理或药物等方法进行降温。病室应定时通风并调节适宜的温度及湿度,保持床单的清洁、干燥,及时更换被汗液浸湿的衣被,做好皮肤护理。

(4)库存血的复温:失血性休克的病人需快速、大量输血时,若所输血液为库存血,应置于常温下复温后再输入,以免造成体温降低。

5. 防治感染

休克时机体处于应激状态,免疫功能下降,抵抗力减弱,易继发感染。应采取下列预防措施:①严格按照无菌原则进行各项护理操作;②预防肺部感染,避免病人误吸,必要时遵医嘱给予超声雾化吸入,以稀释病人痰液便于咳出;③加强留置导尿管的护理,预防泌尿系统感染;④有创面或伤口者,应及时更换敷料,保持创面或伤口清洁干燥;⑤遵医嘱合理应用有效抗生素;⑥提供合理的营养支持,增强机体抵抗力。

6. 预防压疮和意外受伤

病情允许时,协助病人每 2 小时翻身 1 次,按摩受压部位皮肤以预防压疮。烦躁或神志不清的病人,应加床边护栏以防坠床,必要时可用约束带固定四肢,以防止病人自行将输液管道或其他引流管拔出。

7. 监测血糖

部分病人因胰岛素抵抗可出现高血糖,从而导致严重的感染、多发性神经损伤、MODS 甚至死亡。应严密监测血糖变化,遵医嘱应用胰岛素控制血糖。

8. 镇静镇痛

尽量保持病人安静,避免不必要的搬动,必要时给予镇静。疼痛剧烈者适当使用镇痛药物。

9. 健康教育

(1)疾病预防:加强自我防护,避免损伤和意外伤害。

(2)疾病知识:向病人及家属讲解各项治疗、护理措施的必要性及疾病的转归过程。向病人及家属宣传意外损伤后的初步处理和自救知识。

(3)疾病康复:指导病人出院后注意营养和休息。如出现高热或感染,应及时就诊。

【护理评价】

通过治疗与护理,病人是否:①体液维持平衡,表现为生命体征平稳、面色红润、四肢温暖、尿量正常;②有效循环血量恢复,组织灌流不足得到改善;③呼吸道通畅,呼吸平稳,血气分析结果维持在正常范围内;④体温维持正常;⑤感染得以预防,或感染得到及时控制;⑥意外受伤得以预防,或得到及时发现和处理。

第二节　低血容量性休克

低血容量性休克主要因各种原因引起短时间内大量出血、体液丢欠或体液积聚在第三间隙,使有效循环血量减少所致。包括失血性休克和创伤性休克。

一、失血性休克

【病因】

多见于上消化道大出血、异位妊娠破裂出血、动脉瘤破裂出血、腹部损伤引起的实质性脏器(如肝、脾)破裂出血、大血管破裂出血等。通常快速失血量超过总血量的20%时,即可发生休克。

【处理原则】

在补充血容量的同时积极控制出血。

1. 补充血容量

根据血压和脉率变化估计失血量。可先经静脉快速输注平衡盐溶液和人工胶体液。近来有研究发现,对未有效控制的活动性出血引起的失血性休克,采用限制性液体复苏可提高早期生存率。

2. 止血

若存在活动性出血,应迅速采取措施控制出血。临时的止血措施包括止血带止血、包扎止血、纤维内镜止血、三腔二囊管止血等,可为手术争取时间。实质性脏器破裂或大血管破裂等导致的大出血,应在快速补充血容量的同时做好术前准备,及早进行手术止血。

【护理措施】

迅速建立2条以上静脉通路,合理安排补液的种类、量及速度,若病人血压恢复正常并能保持稳定,表明失血量较小且已不再继续出血;若病人血红蛋白浓度>100g/L、血细胞比容>30%,不必输血;低于以上标准,则可根据病人血压、脉率、中心静脉压及血细胞比容等指标考虑输注血液制品;严密观察病人的生命体征;需要手术者协助医师做好术前准备。其他护理措施参见本章第一节概述。

二、创伤性休克

【病因】

创伤性休克多由严重外伤引起,如大面积撕脱伤、严重烧伤、全身多发性骨折、挤压伤或大手术等。

【病理生理】

创伤性休克病人不仅存在大量血液或血浆的丢失,同时创伤处又有炎性肿胀和体液渗出,受损组织释放的血管活性物质还可导致微血管扩张和通透性增高,使有效循环血量进一步减少。创伤还可刺激神经系统,引起疼痛和神经-内分泌系统反应,影响心血管功能。特殊部位的损伤,如胸部损伤、颅脑外伤等还可直接影响心血管及呼吸功能。

【处理原则】

补充血容量及对症处理。

1. 急救处理

对危及生命的情况,如胸部损伤所致的连枷胸、开放性或张力性气胸,优先紧急处理。骨折处妥善固定并制动,以免加重损伤。

2. 补充血容量

积极快速补液仍是创伤性休克的首要措施,补液量及种类应根据病人的临床表现、血流动力学指标、创伤情况等综合考虑。

3. 镇静镇痛

创伤后剧烈的疼痛可加重应激反应,应酌情使用镇静镇痛药。

4. 手术治疗

一般在血压回升或稳定后进行。

5. 预防感染

应尽早使用抗生素。

【护理措施】

1. 急救护理

分清轻重缓急,优先处理危及生命的问题,注意保持呼吸道通畅,迅速控制明显的外出血,妥善固定受伤肢体,采取休克体位以增加回心血量。需急诊手术者,积极做好术前准备。

2. 心理护理

由于创伤性休克发生突然,病人及家属缺乏心理准备,大多处于极度恐慌、焦虑的状态,甚至可能出现情绪休克。护士应理解并鼓励病人表达情绪,做好安慰及解释工作,使病人及家属情绪稳定,能配合各项治疗护理措施。

3. 疼痛护理

对疼痛剧烈者应及时予以镇痛。存在呼吸障碍者禁用吗啡,以免呼吸抑制。

4. 其他护理

措施参见本章第一节概述。

第三节　　感染性休克

感染性休克是指由于病原体(如细菌、真菌或病毒等)侵入人体,向血液内释放内毒素,导致循环障碍、组织灌注不良而引起的休克。

【病因】

常继发于腹腔内感染(如急性腹膜炎、急性化脓性阑尾炎、急性梗阻性化脓性胆管炎等)、烧伤脓毒症、泌尿系统感染等,也可由污染的手术或输液等引起。主要致病菌为革兰阴性菌,因该类细菌可释放大量内毒素而导致休克,故又称为内毒素休克。内毒素与体内的补体、抗体或其他成分结合,可引起血管痉挛,损伤内皮细胞,同时促使体内多种炎性介质释放,引起全身炎症反应综合征(SIRS):①体温>

38℃,或<36℃;②心率>90 次/分;③呼吸急促>20 次/分或过度通气,$PaCO_2$<32mmHg;④白细胞计数>$12×10^9$/L 或<$4×10^9$/L,或未成熟白细胞比值>10%。SIRS 进一步发展,可导致休克及 MODS。

【病理生理与分类】

按血流动力学改变分为低动力型休克和高动力型休克。

1. 低动力型休克

又称低排高阻型休克,见于革兰氏阴性菌引起的感染性休克或休克晚期,临床常见。其病理生理特点为外周血管收缩,阻力增高,微循环淤滞,毛细血管通透性增高,渗出增加,造成血容量和心排血量减少。因皮肤湿冷,故又称冷休克。

2. 高动力型休克

又称高排低阻型休克,见于革兰氏阳性菌引起的休克早期,临床较为少见。其病理生理特点为外周血管扩张,阻力降低,心排血量正常或增高,血流分布异常,动-静脉短路开放增多,存在细胞代谢障碍及能量合成不足。因皮肤比较温暖、干燥,故又称暖休克。病情加重时,暖休克最终可转为冷休克。

【临床表现】

两种类型的感染性休克,其临床表现不同(表 2-2)。

表 2-2　感染性休克的临床表现

临床表现	低动力型(冷休克)	高动力型(暖休克)
神志	烦躁不安或淡漠、嗜睡	清醒
皮肤色泽	苍白或发绀	淡红或潮红
皮肤温度	湿冷	温暖、干燥
毛细血管充盈时间	延长	1~2 秒
脉搏	细速	慢而有力
脉压(mmHg)	<30	>30
尿量(ml/h)	<25	>30

【处理原则】

休克纠正前,着重纠正休克,同时控制感染;在休克纠正后,着重控制感染。

1. 补充血容量

首先快速输入平衡盐溶液,再补充适量的胶体液。补液期间密切监测 CVP,以调节输液的种类、量及速度。

2. 控制感染

尽早处理原发病灶,凡有手术指征者,及时引流脓液或清除感染病灶和坏死组织,抗生素治疗绝不能替代手术治疗。早期、足量、联合应用有效抗生素进行治疗,未获得细菌培养和药敏试验结果前,可先根据临床规律及经验选用抗生素,以后再依据药敏试验结果进行调整。

3. 纠正酸碱平衡失调

感染性休克常伴有严重酸中毒,应予以纠正,并复查动脉血气分析结果。

4. 应用心血管活性药物

经补充血容量、纠正酸中毒后,如休克仍未见好转,应考虑使用血管扩张药物。心功能受损者,可给予强心药物。注意观察用药期间的血压变化。

5. 应用糖皮质激素

一般主张早期、大剂量、短程治疗,使用剂量可达正常剂量的 10~20 倍,但连续使用时间不宜超过 48 小时。

6. 其他

如营养支持、重要脏器功能障碍的处理等。

【护理措施】

1. 正确采集标本

在抗生素使用前进行细菌学标本的采集,并及时送检。已知局部感染病灶者,可采集局部分泌物或穿刺抽取脓液进行细菌培养。全身脓毒血症者,在寒战、高热发作时采集血标本检出率更高。

2. 给氧

氧疗四感染性休克病人的重要措施,可减轻酸中毒,改善组织缺氧。注意监测血氧饱和度、末梢血液循环情况等,维持血氧饱和度≥92%。

第三章　手术室管理

第一节　概　述

一、布局与环境

(一)、手术室的设置和布局

1. 位置

手术室应选择在大气含尘浓度较低,自然环境较好的地方,并尽可能远离污染源以保持空气清洁。低层建筑一般选择在中上层或顶层,高层建筑则尽可能避免设在首层或顶层。手术室要与手术科室、检验科、血库、病理科、消毒供应中心、复苏室、监护室等相邻,最好有直接的通道和通信联系设备。

2. 布局

手术室设计强调平面布局和人流、物流的合理、顺畅,以充分发挥手术室的功能,尽可能降低交叉感染的风险,全过程控制感染。设有病人出入口、工作人员出入口、无菌物品出入口及污物出口。内分洁净走廊和清洁走廊,洁净走廊供医护人员、病人和无菌物品供应使用;清洁走廊供术后手术器械、敷料等污物的运送。手术间、洗手间和无菌物品间等都设置在洁净走廊的周围。手术室按照洁净程度分3个区。

(1)洁净区:包括手术间、洗手间、手术间洁净走廊(内走廊)、无菌物品间、药品室、麻醉准备室等。洁净区要求严格,设在内侧。非手术人员或非在岗人员禁止入内,此区内的一切人员及其活动都必须严格遵守无菌原则。

(2)准洁净区:包括器械室、敷料室、洗漱室、消毒室、手术间清洁走廊(外走廊)、恢复室、石膏室等,设在中间。该区是非洁净区进入洁净区的过渡区域,进入者不得大声谈笑和高声喊叫,凡已行手臂消毒或已穿无菌手术衣者,不可进入此区。

(2)非洁净区:包括办公室、会议室、实验室、标本室、污物室、资料室、电视教学室、值班室、更衣室、更鞋室、医护人员休息室、手术病人家属等候室等,设在最外侧。交接病人处应保持安静,病人在此换乘手术室平车进入手术间。

3. 建筑要求

手术间按照不同用途设计大小,一般大手术间面积 40~50m²,中小手术间面积 20~40m²。心脏手术、器官移植手术等需要的辅助仪器多则需要大手术间,面积 60m²。手术室内净高 2.8~3.0m,走廊宽 2.2~2.5m。门窗结构应考虑紧密性能,一般为封闭式无窗手术间,以防止尘埃或飞虫进入。门净宽不小于 1.4m,便于平车进出,最好采用感应自动开启门。天花板、墙壁、地面应选用坚实、光滑无孔隙、耐湿、防火、不着色、易清洁、不易受化学消毒剂侵蚀的材料制成。墙面最好用整体或装配式壁板,Ⅱ级以下洁净用房可采用大块瓷砖或涂料,不宜有凹凸。地面有微小倾斜度,可采用水磨石材料,不应设地漏。墙面、地面、天花板交界处呈弧形,不易蓄积尘埃。手术间应有隔音、空气过滤净化装置,以防手术间相互干扰,保持空气清洁。

(二) 工作间的设施

1. 手术间的装备与设施

手术间的数量与手术科室床位比一般为 1 : (20~25)。手术间内只允许放置必需的器具和物品,各种物品应有固定的放置地点。手术间的基本配备包括多功能手术床、大小器械桌、升降台、麻醉机、无影灯、器械药品柜、观片灯、输液轨、脚踏凳、各种扶托及固定病人的用品。现代化的手术室有中心供氧、中心负压吸引和中心压缩空气等设施,配备心电监护仪、X 线摄影、显微外科设备及多功能控制面板(包括空调、无影灯、手术台电源、照明、观片灯、呼叫系统、计时器、温湿度显示器及调节开关等),还有观摩设施供教学和参观使用。

2. 其他工作间的设置和要求

麻醉准备间是供病人进入手术间前进行麻醉诱导用,麻醉复苏室供全身麻醉病人术后苏醒用,均应备有必要的仪器设备和急救药品。物品准备用房包括器械清洗间、器械准备间、敷料间、无菌间等,应符合洁污流程,以防止物品污染。手术室应有单独的快速灭菌装置,以便进行紧急物品灭菌;同时设有无菌物品贮藏室以存放无菌敷料、器械等;还配有一定空间存放必要的药品、器材和仪器。洗手间设备包括感应式或脚踏式水龙头、无菌刷子、外科消毒洗手液、无菌擦手巾及计时钟等。

（三）洁净手术室

洁净手术室是指采用空气净化技术，使手术室内细菌浓度控制在一定范围，空气洁净度达到一定级别。手术室内温度应保持在 21~25 相对湿度 40%~60%。手术间内应设有净化空调系统，通过控制室内的温、湿度和尘埃含量，实现理想的手术环境。

1. 空气净化技术

是指选用不同的气流方式和换气次数，过滤进入手术室的空气以控制尘埃含量，使空气达到净化的一定级别。

（1）空气过滤器：空气在进入手术室之前要经过初、中、高效 3 级过滤器。初效过滤器对空气中≥5μm 微粒的滤除率在 50%以上；中效过滤器对空气中 1~10μm 微粒的滤除率在 50%~90%；高效过滤器对空气中≥0.5μm 微粒的滤除率在 95%以上。由于细菌多附着在 1μm 左右的尘埃上，高效过滤器过滤细菌的有效率可达 99.95%以上。

（2）净化空气的气流方式

1）乱流式气流：气流不平行、方向不单一、流速不均匀，且有交叉回旋的气流。此方式除尘率较低，适用于万级以下的手术室，如污染手术间和急诊手术间。

2）垂直层流：将高效过滤器装在手术室顶棚内，垂直向下送风，两侧墙下部回风。

3）水平层流：在一个送风面上布满过滤器，空气经高效过滤，水平流经室内。

采用后两种层流方式的洁净手术室又称为单向流洁净室，其气流分布均匀，不产生涡流，除尘率高，适用于百级至万级的手术室。

2. 洁净手术室净化标准及适用范围

根据空气的清洁度和细菌浓度可将手术间分为 4 个级别（表 3-1）。

表 3-1　洁净手术室分级

等级	手术室名称	空气洁净度级别（级）		表面最大染菌密度（个/cm²）	沉降法（浮游法）细菌最大平均浓度	
		手术区	周边区		手术区	周边区
I	特别洁净手术室	100	1000	5	0.2 个/30min·Φ90 皿（5 个/m³）	0.4 个/30min·Φ90 皿（10 个/m³）
II	标准洁净手术室	1000	10 000	5	0.7 个/30min·Φ90 皿（25 个/m³）	1.5 个/30min·Φ90 皿（50 个/m³）

等级	手术室名称	空气洁净度级别(级)		表面最大染菌密度(个/cm²)	沉降法(浮游法)细菌最大平均浓度	
		手术区	周边区		手术区	周边区
Ⅲ	一般洁净手术室	10 000	100 000	5	2个/30min·Φ90皿(75个/m³)	4个/30min·Φ90皿(150个/m³)
Ⅳ	准洁净手术室	300 000		5	5个/30min·Φ90皿(175个/m³)	

(1)特别洁净手术间(Ⅰ级):适用于关节置换手术、器官移植手术及心脏外科、脑外科和眼科等无菌手术。

(2)标准洁净手术间(Ⅱ级):适用于胸外科、整形外科、泌尿外科、肝胆胰外科、骨科和普外科(Ⅰ类切口手术)。

(3)一般洁净手术间(Ⅲ级):适用于普外科(非Ⅰ类切口手术)、妇产科等手术。

(4)准洁净手术间(Ⅳ级):适用于肛肠外科、污染类手术。

(四)手术室的环境管理

1.清洁和消毒

每日手术前1小时开启净化空调系统持续净化运行,当日手术结束后净化空调系统继续运行直至恢复该手术间的洁净级别。禁止物品遮挡各手术间回风口,以免影响空气回流。每日清洁处理回风口,每周清洗1次过滤网、至少1次彻底大扫除。每月做1次空气洁净度和生物微粒监测。每日手术结束后应及时对手术间进行清洁及消毒。采用湿式打扫,用消毒液擦拭溅到地面、墙面的血液、药液,用500mg/L有效氯消毒液擦拭手术间内的设备、物品进行消毒后再清洁。特殊感染如肝炎病毒、艾滋病病毒、梅毒阳性病人,手术时使用一次性物品,手术后用1000mg/L有效氯消毒液擦拭地面及房间物品进行消毒后,再清洁。

2.人员管理

除手术室人员和当日手术者外,其他人员不得擅自进入;患有急性感染性疾病,尤其是上呼吸道感染者不得进入手术室。工作人员进入洁净区必须更换手术室的清洁鞋帽、衣裤、口罩,中途离开需穿外出服、换外出鞋。手术开始后,应尽量减少开门次数、减少走动和不必要的活动,不可在无菌区中间穿行,或在无菌区内大声叫喊、咳嗽。手术间内的人数应根据手术间的大小决定。无菌手术与有菌手术严格分开,若在同一手术间内接台,应先安排无菌手术,后做污染或感染手术。

二、手术人员职责

每台手术的人员配备包括手术医师、麻醉师、护士及其他工勤人员等。手术人员必须有明确的分工和职责,同时也需要相互协作和配合。

(一)手术医师

1. 手术者

负责并主持整个手术操作的全过程。除按术前计划执行手术方案和操作步骤外,还应根据术中发现做出决定。

2. 助手

包括第一、第二助手,必要时还有第三助手。主要职责是完成手术野皮肤的消毒和铺巾,协助手术者进行止血、结扎、拭血、暴露手术野、拉钩、剪线等操作,维持手术区整洁。

(二)麻醉医师

负责手术病人的麻醉、给药、监测及处理;协助巡回护士做好输液和输血工作;观察、记录病人整个手术过程中的病情变化,出现异常及时通知手术者,组织抢救处理;术毕协同手术室人员将病人送回病房。

(三)护士

1. 器械护士

又称洗手护士。其工作范围局限于无菌区内,主要职责是负责手术全过程所需器械、物品和敷料的供给,配合医师完成手术。其他工作还包括术前访视和术前准备。

(1)术前访视:术前1日访视病人,了解病人的病情和需求,根据手术种类和范围准备手术器械和敷料。

(2)术前准备:术前15~20分钟洗手、穿无菌手术衣、戴无菌手套;准备好无菌器械台,检查并摆放好各种器械、敷料;协助医师进行手术区皮肤消毒和铺无菌手术单,连接并固定电刀、吸引器等。

(3)清点、核对物品:分别于术前和术中关闭体腔前后及缝合伤口前,与巡回护士共同准确清点各种器械、敷料、缝针等数目,核对后登记。术中增减的用物须反复核对清楚并及时记录。

(4)正确传递用物:手术过程中,按手术步骤向医师传递器械、敷料、缝针等手术用物,做到主动、迅速、准确无误。传递任何器械都要以柄轻击术者伸出的手掌。传递时,手术刀的刀锋朝上,弯钳与弯剪类将弯曲部向上,弯针应以持针器夹在中、后1/3交界处。缝线用无菌巾保护好。传递针线时,应事先将线头拉出6~9cm,防止线脱出。

(5)保持器械和用物整洁:保持手术野、器械托盘、器械桌、器械及用物的干燥、整洁、无菌。器械分类摆放整齐,用后及时取回擦净,做到"快递、快收",暂时不用的器械可放于器械台一角。若器械接触过污染部位如阴道、肠道,应分开放置,以防污染扩散。

(6)配合抢救:密切关注手术进展,若出现大出血、心搏骤停等紧急情况,应保持沉着、冷静,备好抢救用品,积极配合医师抢救。

(7)标本管理:妥善保管术中切下的组织或标本,按要求及时送检。

(8)包扎和整理:术后协助医师消毒处理切口,包扎切口并固定好各引流物。

(9)整理用物:按要求分类处理手术器械及各种用物、敷料等。

2.巡回护士

又称辅助护士,其工作范围是在无菌区外。主要任务是在台下负责手术全过程中器械、布类、物品和敷料的准备和供给,主动配合手术和麻醉,根据手术需要,协助完成输液、输血及手术台上特殊物品、药品的供给。对病人实施整体护理。

(1)术前准备:术前认真检查手术间内各种药物、物品是否齐全,电源、吸引装置和供氧系统等固定设备是否安全有效。调试好术中需用的特殊仪器如电钻、电凝器等。调节好手术间内光线和温度,创造最佳手术环境及条件。

(2)核对病人:核对床号、姓名、性别、年龄、住院号、诊断、手术名称、手术部位、术前用药。检查病人全身皮肤完整性、肢体活动情况及手术区皮肤的准备情况。了解病情,检查术前皮试结果并询问病人有无过敏史。建立静脉通路并输液;核对病人血型、交叉配血试验结果,做好输血准备。注意保暖和保护病人隐私。

(3)安置体位:协助麻醉医师安置病人体位并注意看护,必要时用约束带,以防坠床。麻醉后,再按照手术要求协助摆放体位,充分暴露手术区,固定牢固,确保病人安全舒适。若使用高频电刀,则需将负极板与病人肌肉丰富处全面接触,以防灼伤。病人意识清醒者,予以解释,取得其合作。

(4)清点、核对物品:分别于术前和术中关闭体腔前后及缝合伤口前,与洗手护士共同清点、核对后登记,术中及时清点并登记添加物品的数量。严格执行核对制度,避免异物遗留于体内。

（5）术中配合：随时观察手术进展情况，随时调整灯光，及时供应、补充手术台上所需物品。密切观察病人病情变化，保持输液、输血通畅，保证病人术中安全，主动配合抢救工作。认真填写手术护理记录单，严格执行术中用药制度，监督手术人员的无菌操作并及时纠正。

（6）术后整理：术后协助医师清洁病人皮肤、包扎伤口、妥善固定引流管，注意保暖。整理病人物品，护送病人回病房，将病人的术中情况及物品与病区护士交班。整理手术间，补充手术间内的各种备用药品及物品，进行日常清扫及空气消毒。

三、手术室安全管理

手术安全是手术工作的核心之一，手术室应建立健全各项安全管理制度，与各临床科室加强联系，密切合作，以病人为中心，保证病人围术期各项工作顺利进行。

1. 手术标本管理制度

规范标本的保存、登记、送检等流程，有效防止标本差错。

2. 手术安全核查制度

手术安全核查由手术医师、麻醉医师和手术室护士3方共同完成，分别在麻醉实施前、手术开始前和病人离开手术室前，对病人身份和手术部位等内容进行核查工作，确保手术病人、部位、术式和用物正确。

3. 手术病人体位安全管理

为手术病人安置合适的手术体位，防止因体位不当造成手术病人的皮肤、神经、肢体等损伤。

4. 手术中安全用药制度

术中用药、输血应由麻醉医师或手术医师根据情况需要下达医嘱并做好相应记录，由手术室护士与麻醉医师共同核查。加强特殊药品的管理，指定专人负责，防止用药差错。

5. 手术物品清点制度

巡回护士与器械护士共同做好物品清点工作，预防手术用物遗留病人体内，保证病人安全。

6. 手术分级管理制度

根据手术技术难度、复杂程度和风险水平，将手术进行分级，并根据手术分级安排相应手术人员及手术辅助人员，确保手术病人安全。

7. 易燃、易爆物品管理制度

妥善保管与安全使用易燃易爆设备、设施及气体,加强消防安全管理,消除安全隐患,有效预防病人在手术过程中的意外灼伤。

8. 突发事件应对制度

制订并完善突发事件应急预案和处置流程,快速有效应对意外事件,提高防范风险的能力。

第二节　　手术室物品消毒灭菌

手术过程中使用的所有器械和物品都必须经过严格灭菌处理,以防伤口感染。灭菌的方法很多,最常用的是高压蒸汽灭菌法,多用于耐高温、耐湿的物品。其他方法有环氧乙烷灭菌法、过氧化氢低温等离子灭菌法、低温甲醛蒸汽灭菌法、干热灭菌法等。

一、布单类

布单类包括手术衣和各种手术单,应选用质地细柔且厚实的棉布,颜色以深绿色或深蓝色为宜。

1. 手术衣

分大、中、小号,用于遮盖手术人员未经消毒的衣着和手臂。穿上后应能遮至膝下;手术衣前襟至腰部处应双层,以防手术时被血水浸透;袖口制成松紧口,便于手套腕部盖于袖口上。折叠时衣面向里,领子在最外侧,避免取用时污染无菌面。

2. 手术单

有大单、中单、无菌巾、各部位手术孔单及各种包布等,均有各自的规格尺寸和一定的折叠方法。各种布单也可根据不同的手术需要,包成各种手术包,以提高工作效率。

布单类均采用高压蒸汽灭菌,保存时间在夏季为 7 日、冬季为 10~14 日,过期应重新灭菌。经环氧乙烷低温灭菌的密封包装纸及塑料袋,灭菌后的有效期可保持半年到 1 年。用过的布单类若污染严重,尤其是 HBeAg 阳性病人使用过的布单类,需先放入专用污物池,用 1000~2000mg/L 有效氯溶液浸泡 30 分钟后,再洗涤、灭菌。一次性无纺布的手术衣帽和布单类可直接使用,免去了清洗、折叠、包装及再消毒所需的人力、物力和时间,但不能完全替代棉质布单。

二、敷料类

敷料类包括吸水性强的脱脂纱布和脱脂棉花。前者包括不同大小、尺寸的纱布垫、纱布块、纱布球及纱布条;后者包括棉垫、带线棉片、棉球及棉签。用于术中止血、拭血及压迫、包扎等。

各种敷料制作后包成小包,经高压蒸汽灭菌或根据临床需要制作成小包后用纸塑双层包装,采用射线灭菌。特殊敷料,如消毒止血用的碘仿纱条,因碘仿遇高温易升华而失效,故严禁高压灭菌,必须在无菌的条件下制作,保存在消毒、密闭容器内或由厂家使用射线灭菌后一次性包装。使用过的敷料按医疗垃圾处理。感染性手术用过的敷料用大塑料袋集中包好,袋外注明"特异性感染",及时送室外指定处焚烧。

三、器械类

手术器械是外科手术操作的必备物品,包括基本器械和特殊器械。

1. 基本器械

可分为 5 类,即切割及解剖器械、夹持及钳制器械、牵拉用器械、探查和扩张器、取拿异物钳。多用不锈钢制成,术后用多酶溶液浸泡刷洗,去除器械上的血渍、油垢,用流水冲净再消毒、干燥。对有关节、齿槽和缝隙的器械,应尽量张开或拆卸后进行彻底洗刷。有条件的医院可采取超声清洗、压力清洗方法。洗净后的器械干燥后,用水溶性润滑剂保护,分类打包后高压蒸汽灭菌。

对朊毒体、气性坏疽及突发原因不明的特殊感染手术器械,在医院感染控制部门指导进行处理后,再按普通器械处理方法处理。①朊毒体污染的器械先浸泡于 1mol/L 氢氯化钠溶液内作用 60 分钟,再按普通器械处理流程处理,压力蒸汽灭菌应选用 $134\sim138℃$、18 分钟或 $132℃$、30 分钟或 $121℃$、60 分钟。②气性坏疽污染的器械,先用 3%过氧化氢或 0.2%过氧乙酸或 $2000\sim5000mg/L$ 的含氯消毒液浸泡 $30\sim60$ 分钟,再按普通器械处理流程处理。

2. 特殊器械

包括内镜类、吻合器类、其他精密仪器(如高频电刀、电钻、激光刀等)。可根据制作材料选用不同的灭菌方法,较好的方法是环氧乙烷灭菌。

四、缝线和缝针

手术室用的缝线和缝针多在出厂时已分别包装并灭菌,可在术中直接使用。

1. 缝线

用于术中缝合各类组织和脏器,促进手术伤口愈合;也用于结扎血管,起止血作用。缝线的粗细以号码标明,常用有 1～10 号线,号码越大线越粗。细线则以 0 标明,0 数越多线越细。缝线分为不可吸收和可吸收 2 类。前者指不能被组织酶消化的缝线,如丝线、金属线、尼龙线等,黑色丝线是手术中最常用的缝线;后者包括天然和合成 2 种,天然缝线有肠线和胶原线,肠线常用于胃肠、胆管、膀胱等黏膜和肌层的吻合;合成缝线有聚乳酸羟基乙酸线(XLG)、聚二氧杂环己酮线(PDS)等,合成缝线比肠线更易吸收,组织反应更轻,但价格较高。

2. 缝针

常用的有三角针和圆针 2 类。前者用于缝合皮肤或韧带等坚韧组织;后者对组织的损伤较小,用于缝合血管、神经、脏器、肌肉等软组织。2 类针都有直针和弯针 2 种,弧度、长短、粗细各异,可根据缝合的组织选择适当的种类。

五、引流物

外科引流是指将人体组织间或体腔中积聚的脓、血或其他液体通过引流物导流至体外的技术。引流物有乳胶片引流条、纱布引流条、烟卷式引流条、引流管等。可根据手术部位、创腔深浅、引流液量和性质等选择合适的引流物。目前使用最多的是各型号的橡胶、硅胶和塑料类引流管,如普通引流管、双腔(或三腔)引流套管、T 形引流管、蕈状引流管等,可按橡胶类物品灭菌或高压蒸汽灭菌。

第三节　手术病人的准备

一、一般准备

护士在术前应对手术病人进行访视,了解病人的一般情况,回答病人及家属有关手术的问题。病人应在手术前提前送入手术室,护士按照手术表安排仔细核对病人,确保手术部位正确,携带药品和各项物品无误,做好麻醉和手术前的各项准备工作。同时,加强心理护理,减轻病人焦虑与恐惧。

二、手术体位准备

巡回护士根据病人的手术部位,调整手术床或利用体位垫、体位架、固定带等物品安置合适的手术体位。其要求是:①最大限度保证病人的舒适与安全;②充分暴露手术野,避免不必要的裸露;③不影响呼吸、循环功能,不影响麻醉医师观察和监测;④妥善固定,避免血管及神经受压、肌肉扭伤、压疮等并发症。常用的手术体位有以下几种(图3-1)。

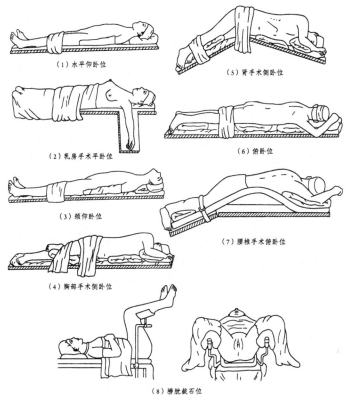

(1)水平仰卧位　　　　　　　(5)臀手术侧卧位

(2)乳房手术平卧位　　　　　　(6)俯卧位

(3)颈仰卧位

(4)胸部手术侧卧位　　　　　　(7)腰椎手术俯卧位

(8)膀胱截石位

图3-1　常见的手术体位

1.仰卧位

(1)水平仰卧位:适用于胸部、腹部、下肢等手术。方法:病人仰卧于手术台上,头部垫软枕;双上肢自然放于身体两侧,中单固定双臂;膝下放一软枕,膝部上方或下方5cm用宽约束带固定;足跟用软垫保护。

(2)垂头仰卧位:适用于颈部手术。方法:双肩下垫一肩垫,抬高肩部20°,头后仰;颈下垫一圆枕以防颈部悬空;头两侧用沙袋固定;将手术床背板抬高10°~20°,以利头颈部静脉血回流,余同"水平仰卧位"。

(3)上肢外展仰卧位:适用于上肢、乳房手术。方法:患侧上肢外展置于托手器械台上,外展不超过90°,余同"水平仰卧位"。

2. 侧卧位

（1）一般侧卧位：适用于肺、食管、侧胸壁、侧腰部（肾及输尿管中上段）等手术。方法：病人健侧卧 90°；双臂向前伸展于托手架上，束臂带固定双上肢；头、侧胸部垫软垫；胸背部两侧各垫一个长沙袋，置于中单下固定；上腿屈曲 90°，下腿伸直，两腿间垫以软枕；约束带固定髋部。肾及输尿管中上段手术时，患侧肾区应对准手术台腰桥，使腰部平直舒展，大腿上 1/3 用约束带固定，铺无菌巾后，升高腰桥。

（2）脑科侧卧位：适用于颞部、颅后窝、枕大孔区等手术。方法：病人侧卧 90°；头下垫头圈或置于头架上，下耳郭置于圈中防止受压，上耳孔塞棉花球以防进水；侧胸部垫软垫，束臂带固定双上肢于支架上；于背部、髋部、耻骨联合部各上一挡板或用宽约束带固定肩部、髋部以固定身体；下腿屈曲、上腿伸直，以放松腹部，两腿间垫软枕，约束带固定髋部。

3. 俯卧位

适用于颅后窝、颈椎后路、脊柱后入路、背部、骶尾部等手术。方法：病人俯卧于手术台，头放于头托或支撑于头架上（颅后窝、颈椎后路手术）；双肘稍屈曲，置于头旁；胸部、髋部各垫一软枕，使腹肌放松；膝部用约束带固定；足背下垫小枕，防止足背过伸。

4. 膀胱截石位

适用于阴道、肛门、尿道、会阴部等手术。方法：病人仰卧，臀部齐手术床沿，臀下垫一中方枕；两腿屈髋、双膝置于腿架上，两腿间角度约为 60°～90°，双腿高度以病人腘窝的自然屈曲下垂为准；腘窝部垫一软枕，并用约束带固定；膝关节摆正，不压迫腓骨小头，以免损伤腓总神经。

5. 半坐卧位

适用于鼻咽部手术。方法：将手术床头端摇高 75°，床尾摇低 45°，使病人屈膝半坐在手术床上；整个手术床后仰 15°，双臂用中单固定于体侧。

三、手术区皮肤消毒

病人体位摆好后，需对手术区域皮肤进行消毒，以杀灭手术切口及其周围皮肤上的病原微生物。消毒前先检查手术区域皮肤的清洁程度、有无破损及感染。

1. 消毒剂

目前国内普遍使用碘附作为皮肤消毒剂。碘附属中效消毒剂，可直接用于皮肤、黏膜和切口消毒。

2. 消毒方法

用碘附涂擦病人手术区域 2 遍即可。对婴幼儿皮肤、面部皮肤、口鼻腔黏膜、会阴部手术消毒一般采用 0.5%安尔碘。植皮时,供皮区用 75%乙醇消毒 3 遍。

3. 消毒范围

包括手术切口周围 15~20cm 的区域,如有延长切口的可能,应扩大消毒范围。

4. 消毒原则

①以手术切口为中心向四周涂擦;②感染伤口或肛门会阴部皮肤消毒,应从外周向感染伤口或会阴肛门处涂擦;③已接触污染部位的药液纱球不能回擦。

第四节　手术人员的准备

一、一般准备

手术人员应保持身体清洁,进入手术室时,先要换穿手术衣裤和手术室专用鞋,自身衣服不得外露。戴好口罩、手术帽,头发、口鼻不外露。剪短指甲,并去除甲缘下的积垢。手臂皮肤有破损或化脓性感染时,不能参加手术。

二、外科手消毒

位居皮肤的细菌可分为暂驻菌和常驻菌 2 类。暂驻菌分布于皮肤表面,易被清除;常驻菌则深居毛囊、汗腺及皮脂腺等处,不易清除,并且可在手术过程中逐渐移至皮肤表面。故手臂清洗消毒后还要穿无菌手术衣、戴无菌手套,以防止细菌进入手术切口。

手臂的消毒包括清洁和消毒 2 个步骤。先用肥皂液或洗手液,按"六步洗手法"彻底清洁双手、前臂和上臂下 1/3,去除表面各种污渍,然后用消毒剂做皮肤消毒。外科手消毒是指手术人员通过机械刷洗和化学消毒方法清除并杀灭双手和前臂的暂驻菌和部分常驻菌,达到消毒皮肤的目的。目前常用的消毒剂有乙醇、异丙醇、氯己定、碘附等。消毒方法有刷洗法、冲洗法和免冲洗法。具体使用方法应遵循产品的使用说明。

1. 刷洗法

目前不建议常规使用。操作程序是:①用肥皂或洗手液清洗双手及手臂,流动水冲净。②用无菌刷接取适量洗手液或外科手消毒液,自手指开始向上刷至肘关节上 10cm,顺序是从指尖至手腕、从手腕至肘部、从肘部至肘上部依次刷洗,左、右手臂交替进行,时间约 3 分钟(根据洗手液说明)。刷手时要注意甲缘、甲沟、指蹼等处的刷洗。③用流动水自指尖至肘部冲洗。用无菌巾从手至肘上依次擦干,不能超过刷手范围区域,不能回擦。④保持双手拱手姿势,自然干燥。此后双手不得下垂,不能接触未经消毒的物品。

2. 冲洗法

取适量的手消毒剂揉搓双手的每个部位、前臂和上臂下 1/3,并认真揉搓 2～6 分钟,用流动水冲净双手、前臂和上臂下 1/3,无菌巾彻底擦干。流动水应达到国家规定标准。特殊情况水质达不到要求时,手术医师在戴手套前,应用醇类消毒剂消毒双手后戴手套。手消毒剂的取液量、揉搓时间及使用方法应遵循产品使用说明书。

3. 免冲洗法

取适量的手消毒剂涂抹至双手的每个部位、前臂和上臂下 1/3,并认真揉搓直至消毒剂干燥。手消毒剂的取液量、揉搓时间及使用方法应遵循产品使用说明。

若无菌性手术完毕,手套未破,需进行另一台手术时,可不重新刷手,仅需取适量消毒剂涂抹双手和前臂,揉搓至干燥后再穿无菌手术衣、戴手套。若前一台为污染手术,接连施行下一台手术前应重新洗手。

三、穿无菌手术衣

1. 传统对开式手术衣穿法

①取手术衣,在较宽敞的地方双手持衣领打开手术衣。双手提住衣领两角,衣袖向前位将衣展开,衣内面朝向自己;②向上轻抛手术衣,顺势将双手插入袖中,两臂平行前伸,不可高举过肩;③巡回护士在穿衣者背后抓住衣领内面,协助拉袖口,并系住衣领后带;④穿衣者双手交叉,身体略向前倾,用手指夹住腰带递向后方,由巡回护士接住并系好;⑤穿好无菌手术衣后,双手应保持在腰以上、胸前及视线范围内(图 3-2)。

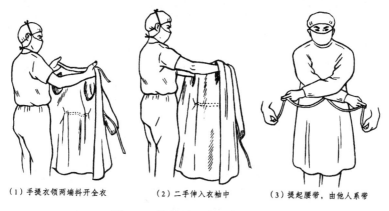

（1）手提衣领两端抖开全衣　　　（2）二手伸入衣袖中　　　（3）提起腰带，由他人系带

图 3-2　传统对开式手术衣穿法

2. 全遮盖式手术衣穿法

①取手术衣，在较宽敞的地方双手持衣领打开手术衣。双手提住衣领两角，衣袖向前位将衣展开，衣内面朝向自己；②向上轻抛手术衣，顺势将双手插入袖中，两臂平行前伸；③巡回护士在穿衣者背后抓住衣领内面，协助拉袖口，并系住衣服后带；④穿衣者戴好无菌手套；⑤解开腰间活结，将腰带递给已戴好手套的手术人员或由巡回护士用无菌持物钳夹持腰带绕穿衣者一周后交穿衣者自行系于腰间（图3-3）。

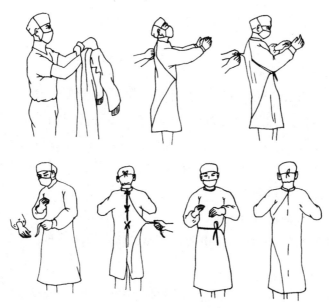

图 3-3　全遮盖式手术衣穿法

四、戴无菌手套

无菌手套有干、湿2种,戴法不同,目前临床多采用前者。戴干无菌手套的程序为先穿手术衣,后戴手套,方法分闭合式和开放式2种。戴湿无菌手套的程序为先戴手套,后穿手术衣。

1. 闭合式

①双手伸入袖管后,不要伸出袖口,在袖筒内将无菌手套包装打开平放于无菌台面上;②左手隔着衣袖将左手手套的大拇指与袖筒内的左手大拇指对正,右手将手套边反翻向左手背,左手五指张开伸进手套。同法戴右手手套(图3-4)。

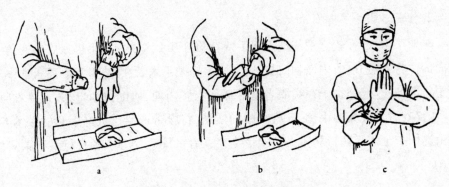

a　　　　　　　　　b　　　　　　　　　c

图3-4　闭合式戴无菌手套法

2. 开放式

①从手套袋内取出滑石粉袋,轻轻擦于手背、手掌及指间,使之光滑(一次性手套已涂滑石粉,可省略此步骤);②掀开手套袋,捏住手套口向外翻折部分(即手套内面),取出手套,分清左、右侧;③左手捏住并显露右侧手套口,将右手插入手套内,戴好手套,注意未戴手套的手不可接触手套外面(无菌面);④用已戴好手套的右手指插入左手手套口翻折部的内面(即手套的外面),帮助左手插入手套并戴好;⑤分别将左、右手套的翻折部翻回,并盖住手术衣的袖口,注意已戴手套的手只能接触手套的外面(无菌面);⑥用无菌生理盐水冲洗手套上的滑石粉(图3-5)。

3. 协助他人戴手套

被戴者的手自然下垂,由器械护士用双手撑开一手套,拇指对准被戴者,协助其将手伸入手套并包裹于袖口上。

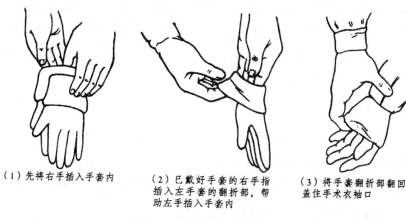

（1）先将右手插入手套内　　（2）已戴好手套的右手指　　（3）将手套翻折部翻回
　　　　　　　　　　　　　插入左手套的翻折部,帮　　　盖住手术衣袖口
　　　　　　　　　　　　　助左手插入手套内

图 3-5　开放式戴无菌手套法

五、脱手术衣及手套

1. 脱手术衣

①他人帮助脱手术衣法:手术人员双手抱肘,由巡回护士将手术衣肩部向肘部翻转,再向手的方向拉扯脱下手术衣,手套的腕部亦随之翻转于手上;②自行脱手术衣法:左手抓住手术衣右肩并拉下,使衣袖翻向外,同法拉下手术衣左肩,脱下手术衣,使衣里外翻,保护手臂及洗手衣裤不被手术衣外面污染。

2. 脱手套

用戴手套的手抓取另一手的手套外面,翻转脱下;用已脱手套的拇指伸入另一手套的里面,翻转脱下。注意保护清洁的手不被手套外面污染。

第五节　手术室的无菌操作技术

手术中的无菌操作是预防切口感染、保证病人安全的关键,是影响手术成功的重要因素。所有参加手术的人员都要充分认识其重要性,严格遵守无菌原则,并贯穿手术的全过程。

一、手术中的无菌操作原则

1. 明确无菌范围

手术人员刷手后,手臂不可接触未经消毒的物品。穿好手术衣后,手术衣的无菌范围为肩以下、腰以上、双手、双臂、腋中线以前的区域。手术人员手臂应保持在腰水平以上,肘部内收,靠近身体,既不能高举过肩,也不能下垂过腰或交叉于腋下。不可接触手术床边缘及无菌桌桌缘以下的布单。凡下坠超过手术床边缘以下的器械、敷料及缝线等一概不可再取回使用。无菌桌仅桌缘平面以上属无菌,参加手术人员不得扶持无菌桌的边缘。

2. 保持物品无菌

无菌区内所有物品均应严格灭菌。手套、手术衣及手术用物(如无菌巾、布单)如疑有污染、破损、潮湿,应立即更换。一份无菌物品只能用于一个病人,打开到手术台后即使未用,也不能留给其他病人使用,需重新包装、灭菌后才能使用。

3. 保护皮肤切口

在切开皮肤前,可先粘贴无菌塑料薄膜,再经薄膜切开皮肤,以保护切口。切开皮肤及皮下脂肪层后,切口边缘应以无菌大纱布垫或手术巾遮盖,并用缝线及巾钳固定,或进入体腔后使用切口保护器保护切口,仅显露手术野。凡与皮肤接触的刀片和器械不应再用,若需延长切口或缝合前,需用75%乙醇溶液再消毒皮肤1次。手术因故暂停时,切口应用无菌巾覆盖。

4. 正确传递物品和调换位置

手术时不可在手术人员背后或头顶方向传递器械及手术用品,应由器械护士从器械升降台侧正面方向递给。手术人员应面向无菌区,在规定区域内活动。同侧手术人员如需交换位置,一人应先退后一步,背对背转身到达另一位置,以防接触对方背部非无菌区。对侧手术人员如需交换位置,需经器械台侧交换。

5. 沾染手术的隔离技术

进行胃肠道、呼吸道或宫颈等沾染手术时,切开空腔脏器前,先用纱布垫保护周围组织,并随时吸除外流的内容物,被污染的器械和其他物品应放在污染器械盘内,避免与其他器械接触,污染的缝针及持针器应在等渗盐水中刷洗。完成全部沾染步骤后,手术人员应用灭菌用水冲洗或更换无菌手套,尽量减少污染机会。

6. 减少空气污染

手术进行时不应开窗通风或用风扇,室内空调机风口也不能吹向手术台,尽量减少人员走动,以免扬起尘埃,污染手术室内空气。手术过程中保持安静,不高声说话嬉笑,尽量避免咳嗽、打喷嚏,不得已时须将头转离无菌区。请他人擦汗时,头应转向一侧。口罩若潮湿,应更换。每个手术间参观人数不超过2人,参观手术人员不可过于靠近手术人员或站得太高,也不可在室内频繁走动。

二、无菌器械桌的准备

无菌器械桌用于术中放置器械,由巡回护士和器械护士共同准备。

1. 巡回护士

将手术包、敷料包放于桌上,用手打开第一层包布(双层),注意只能接触包布的外面,由里向外展开,手臂不可跨越无菌区。用无菌持物钳打开第二层包布,先对侧后近侧。

2. 器械护士

穿好无菌手术衣和戴好无菌手套后,用手打开第三层包布。铺在台面上的无菌巾共6层,无菌单应下垂至少30cm。将器械按使用先后分类,并有序地摆于器械桌上(图3-6)。放置在无菌桌内的物品不能伸至桌缘外。若无菌桌单被水或血浸湿,则失去无菌隔离作用,应加盖干的无菌巾或更换。若为备用无菌桌(连台手术),应用双层无菌巾盖好,有效期4小时。

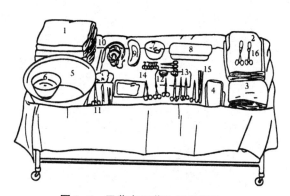

图 3-6　无菌桌无菌物品的摆放

三、手术区铺单法

手术区皮肤消毒后,铺无菌单。目的是建立无菌安全区,显露手术切口所必需的最小皮肤区域,其余部位予以遮盖,以避免和减少术中污染。铺单原则是除手术区外,手术区周围要有4~6层无菌布单覆盖,外周最少2层。以腹部手术为例,一般铺以下三重巾/单(图3-7)。

1. 铺无菌巾

又称切口巾,即用4块无菌巾遮盖切口周围。①器械护士持无菌巾折边的1/3,第一、二、三块无菌巾的折边朝向第一助手,第四块的折边朝向器械护士自己,按顺序传递给第一助手。②第一助手接过折边的无菌巾,分别铺于切口下方、上方及对侧,最后铺自身侧。每块巾的内侧缘距切口线 3cm 以内。已铺好的无菌巾不可随意移动,如需移动只能向切口外移。③手术巾的 4 个交角处分别用布巾钳夹住。铺巾完成后,第一助手应再次消毒手臂并穿无菌手术衣,戴无菌手套后再铺其他层的无菌单。

2. 铺手术中单

将 2 块无菌中单分别铺于切口的上、下方。铺巾者需注意避免自己的手触及未消毒物品。

3. 铺手术洞单

将有孔洞的剖腹大单正对切口,短端向头部、长端向下肢,先向上方再向下方,分别展开。展开时手卷在剖腹单里面,以免污染。要求短端盖住麻醉架,长端盖住器械托盘,两侧和足端应垂下超过手术台边缘 30cm。已铺下的无菌单只能由手术区向外移动,不可向内移动。

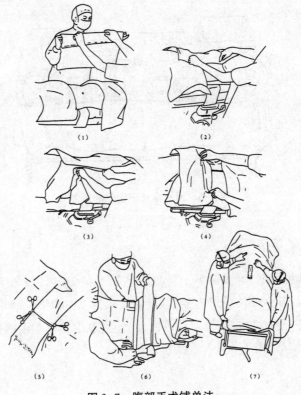

图 3-7　腹部手术铺单法

第四章　麻醉病人的护理

第一节　概　述

一、麻醉学的工作范围和内容

麻醉学是专门从事研究麻醉和麻醉药的一个医学门类。随着外科技术和麻醉学的不断发展,麻醉技术和理论在其他领域的应用日益增多。麻醉学已由单纯满足手术病人无痛的、任务单一的外科学分支,发展为包括临床麻醉、疼痛治疗、急救复苏和重症监测治疗等多个领域的临床二级学科。工作范围从单纯的手术室扩展到病房、门诊、急诊等场所。

临床麻醉是麻醉医师最主要的日常工作。具体工作内容包括:①麻醉前工作:对病情进行评估,制定最适宜的麻醉方案,预计麻醉手术过程中可能出现的问题,做好应对准备。②麻醉期间工作:实施麻醉,使病人在无痛、安静、无记忆、无不良反应的情况下完成手术;为手术创造良好条件,尽可能满足某些手术的特殊要求(如肌肉松弛、低温、低血压等);做好手术麻醉过程的监测和记录;根据麻醉过程的变化,做出有效处理。③麻醉后工作:将病人送回病房(或麻醉复苏室),做好交接班;做好麻醉后随访和记录。

二、麻醉的分类

根据麻醉作用部位和所用药物的不同,临床麻醉分类如下。

1. 全身麻醉

简称全麻,指麻醉药经呼吸道吸入或静脉、肌内注射进入体内,产生中枢神经系统抑制,使病人意识消失、全身痛觉丧失、遗忘、反射抑制等。它包括吸入麻醉和静脉麻醉。

2. 局部麻醉

简称局麻,指将局麻药应用于身体局部,使身体某一部位的感觉神经传导功能暂时阻断,运动神经传导保持完好或有不同程度被阻滞,病人局部无痛而意识清醒。它包括表面麻醉、局部浸润麻醉、区域阻滞、神经阻滞和神经丛阻滞。

3. 椎管内麻醉

是将局部麻醉药物注入椎管内的某一腔隙,使部分脊神经的传导功能发生可逆性阻滞的麻醉方法。它包括蛛网膜下隙阻滞(subamchnoid block)、硬脊膜外隙阻滞(epidural block),其中硬脊膜外隙阻滞包括骶管阻滞(caudal block)。

4. 复合麻醉

是合并或配合使用不同药物或(和)方法施行麻醉的方法。它包括静吸复合麻醉、全麻与非全麻复合麻醉等。

5. 基础麻醉

是麻醉前使病人进入类似睡眠状态,以利于麻醉处理的方法。

第二节　麻醉前工作

任何麻醉都可能给病人带来不同程度的损害和风险。为了保障病人在麻醉期间的安全,增强病人对手术和麻醉的耐受性,避免麻醉意外,减少麻醉后并发症,必须做好麻醉前病情评估和准备工作。

一、麻醉前病情评估

麻醉医师一般在麻醉前1~3日访视病人,了解病人的病情,解答病人对麻醉的疑问,使病人对麻醉过程有一个较全面的了解,消除其对麻醉和手术的恐惧心理。根据病人的诊断、病史记录及与麻醉有关的检查结果分析具体病情特点,同时与手术医师沟通,了解手术的方式、范围、危险性、大约出血量、是否需要特殊的麻醉处理等,以制定最佳麻醉方案。

目前临床常用美国麻醉医师协会(American Society of Anesthesiologists, ASA)的病情分级方法判断病人对手术和麻醉的耐受力(表4-1)。

表4-1　ASA病情分级

病情分级	标准
I	体格健康,发育营养良好,各器官功能正常
II	除外科疾病外,有轻度并存疾病,功能代偿健全
III	并存疾病较严重,体力活动受限,但尚能应付日常活动

续　表

病情分级	标准
Ⅳ	并存疾病严重,丧失日常活动能力,经常面临生命威胁
Ⅴ	无论手术与否,生命难以维持 24 小时的濒死病人
Ⅵ	确诊为脑死亡,其器官拟用于器官移植手术

注:如系急症手术病人,在每级数字后标"急"或"E"(emergency),表示风险较择期手术增加

一般认为,Ⅰ、Ⅱ级病人麻醉和手术耐受力良好,风险较小;Ⅲ级病人麻醉和手术耐受力减弱,风险较大,麻醉前准备要充分,对麻醉期间可能发生的并发症要采取有效措施,积极预防;Ⅳ级病人麻醉风险极大,即使术前准备充分,围术期死亡率仍很高;Ⅴ级为濒死病人,麻醉和手术都异常危险,不宜行择期手术。

二、麻醉前准备

(一)病人准备

1. 心理准备

对于麻醉和手术,病人常感到紧张、焦虑,甚至恐惧。这些心理反应对其生理功能有不同程度的干扰,并可能对整个围术期产生不良影响。术前应有针对性地消除其思想顾虑和焦虑情绪,耐心听取并解答其疑问。过度紧张者,可给予药物辅助治疗;有心理障碍者,应请心理医师协助处理。

2. 身体准备

麻醉前应尽量改善病人营养不良状况,纠正脱水、电解质紊乱和酸碱平衡失调,治疗合并的内科疾病尤其是冠心病、糖尿病和高血压等,使病人各脏器功能处于较好状态。常规做好胃肠道准备,以免手术期内发生胃内容物反流、呕吐或误吸以及由此导致的窒息或吸入性肺炎。通常成人择期手术前禁食 8~12 小时,禁饮 4 小时,新生儿、婴幼儿禁食(奶)4~8 小时,禁水 2~3 小时,以保证胃排空。急症手术病人也应充分考虑胃排空问题。

(二)麻醉设备、用具和药品的准备

为使麻醉和手术安全顺利进行,防止意外事件发生,麻醉前必须充分准备好麻醉机、麻醉用品、急救设备和药品、监测设备。

(三)知情同意

在手术前,应向病人和(或)家属说明麻醉方式、围术期可能发生的意外情况

和并发症、手术前后的注意事项等,并签署麻醉知情同意书。

（四）麻醉前用药

1. 目的

①消除病人紧张、焦虑及恐惧情绪,减少麻醉药物的副作用;②缓解或消除麻醉操作可能引起的疼痛和不适,增强麻醉效果;③抑制呼吸道腺体分泌,减少唾液分泌,防止发生误吸;④消除因手术或麻醉引起的不良反射,如牵拉内脏引起的迷走神经反射,抑制交感神经兴奋维持血流动力学的稳定。

2. 常用药物

应根据麻醉方法和病情选择用药的种类、剂量、给药途径和时间。①种类:一般全麻病人以镇静药和抗胆碱药为主,有剧痛者加用镇痛药;蛛网膜下隙阻滞病人以镇静药为主,硬脊膜外隙麻醉者酌情给予镇痛药。②剂量:一般状况差、年老体弱、恶病质及甲状腺功能低下者用药量应减少,而年轻体壮及甲亢病人用药量应酌情增加。③给药途径和时间:麻醉前用药一般麻醉前 30～60 分钟肌内注射,精神紧张者手术日前 1 晚可以口服催眠药或安定镇静药消除其紧张情绪。

（1）镇静药和催眠药:具有镇静、催眠、抗焦虑及抗惊厥作用,对局麻药的毒性反应也有一定的预防作用。

1）安定镇静药:主要使用苯二氮䓬类,地西泮（安定）,成人口服或静脉注射剂量为 5～10mg;咪达唑仑（咪唑安定）,成人口服剂量为 7.5mg,肌内注射剂量为 5～10mg。

2）催眠药:主要使用巴比妥类,苯巴比妥（鲁米那）,成人肌内注射剂量为 0.1～0.2g;司可巴比妥（速可眠）,肌内注射剂量为 0.1～0.2g。

（2）镇痛药:具有镇静及镇痛作用,与全身麻醉药有协同作用,可减少麻醉药用量。椎管内麻醉时作为辅助用药,以减轻内脏牵拉反应。常用药物:吗啡,肌内注射剂量为 10mg;哌替啶,肌内注射剂量为 25～50mg。

（3）抗胆碱能药:能阻断 M 胆碱能受体,抑制腺体分泌,解除平滑肌痉挛及迷走神经兴奋对心脏的抑制作用。常用药物:阿托品,肌内注射剂量为 0.5mg;东莨菪碱,肌内注射剂量为 0.3mg。

（4）抗组胺药:可以拮抗或阻滞组胺释放。H_1 受体阻滞药作用于平滑肌和血管,解除其痉挛。常用药物有异丙嗪,肌内注射剂量为 12.5～25mg。

第三节 局部麻醉

局麻是一种简便易行、安全有效、并发症较少的麻醉方法,病人意识清醒,适用于较表浅、局限的手术。广义的局麻包括椎管内麻醉,但由于后者有其特殊性,故习惯于将它作为单独的麻醉方法。实施局麻应熟悉周围神经解剖,掌握正确的操作技术,熟悉局麻药的药理特性,以避免毒性反应的发生。

【常用局麻药物】

(一)局麻药物分类

局麻药依据其分子结构中间链的不同分为酯类和酰胺类 2 类。

1. 酯类

包括普鲁卡因、丁卡因等。酯类药在血浆内被胆碱酯酶分解,胆碱酯酶的量在肝硬化、严重贫血、恶病质和晚期妊娠等情况下可减少,所以使用该类药物时须谨慎。

2. 酰胺类

包括利多卡因、丁哌卡因等。酰胺类局麻药在肝内被肝微粒体酶系水解,肝功能不全者应慎用。

(二)理化性质与麻醉特性

局麻药物的理化性质主要包括离解常数、脂溶性及血浆蛋白结合率,这些因素决定了局麻药的起效时间、麻醉效能、阻滞作用持续时间及毒性作用的大小(表 4-2)。

表 4-2 常用局麻药比较

	普鲁卡因	丁卡因	利多卡因	丁哌卡因	罗哌卡因
理化性质					
pKa	8.9	8.4	7.8	8.1	8.1
脂溶性	低	高	中等	低	高
血浆蛋白结合率(%)	58	76	64	95	94
麻醉性能					
效能	弱	强	中等	强	强

	普鲁卡因	丁卡因	利多卡因	丁哌卡因	罗哌卡因
弥散性能	弱	弱	强	中等	中等
毒性	弱	弱	中等	中等	中等
起效时间					
表面麻醉	—	慢	中等	—	—
局部浸润	快	—	快	快	快
神经阻滞	慢	慢	快	中等	中等
作用时间(h)	0.75~1	2~3	1~2	5~6	4~6
一次限量*(mg)	1000	40（表面麻醉）	100（表面麻醉）	150	150
		80（神经阻滞）	400（神经阻滞）		

* 系成人剂量,使用时还应根据具体病人、具体部位决定

1. 离解常数(pKa)

大多数局麻药物的 pKa 在 7.6~9.1。一般 pKa 越大,起效时间越长。

2. 脂溶性

脂溶性越高,麻醉效能越强。

3. 血浆蛋白结合率

麻醉药与血浆蛋白结合后,会暂时失去药理活性。蛋白结合率越大,阻滞作用持续时间越长。血浆蛋白结合率除与亲和力有关外,还受药物浓度和血浆蛋白含量的影响。血液中游离的麻醉药物越多,则毒性越强。

【常用局部麻醉方法】

1. 表面麻醉

将渗透作用强的局麻药用于局部黏膜表面,使其透过黏膜而阻滞黏膜下的神经末梢,产生麻醉作用的方法,称为表面麻醉。多用于眼、鼻腔、口腔、咽喉、气管及支气管、尿道等处的浅表手术或检查。常用药物为 1%~2%丁卡因或 2%~4%利多卡因。根据手术部位不同,选择不同给药方法。如眼科手术用滴入法;鼻腔、口腔手术用棉片贴敷法或喷雾法;尿道和膀胱手术用注入法等。若滴入眼内或注入尿

道,由于局麻药能较长时间与黏膜接触,应减少剂量。

2.局部浸润麻醉

沿手术切口线分层注入局麻药,阻滞神经末梢,称为局部浸润麻醉。常用药物为0.25%~1%普鲁卡因或0.25%~0.5%利多卡因。施行浸润麻醉时,穿刺针沿切口线一端刺入行皮内注射,形成橘皮样皮丘,然后穿刺针经皮丘刺入,分层注药。若需浸润远方组织,穿刺针应从先前已浸润过的部位刺入,以减少穿刺疼痛。注意事项:①每次注药前回抽,以防注入血管;②注射完毕后等待4~5分钟,使其作用完全;③局麻药中加入适量肾上腺素可减缓药物吸收,延长作用时间;④感染及癌肿部位不宜用局部浸润麻醉。

3.区域阻滞

围绕手术区,在其四周和底部注射局麻药,以阻滞支配手术区的神经干和末梢的方法称为区域阻滞。用药同局部浸润麻醉。其优点在于避免刺入肿瘤组织,手术区的局部解剖不会因注药而难于辨别。适用于局部肿块切除,如乳腺良性肿瘤切除术。

4.神经及神经丛阻滞

将局麻药注入神经干、丛、节的周围,暂时阻滞相应区域的神经冲动传导并产生麻醉作用,称神经阻滞或神经丛阻滞。其操作较简单,注射一处即可获得较大区域的阻滞麻醉。临床常用臂丛神经阻滞、颈丛神经阻滞、肋间神经阻滞和指(趾)神经阻滞等。

【常见护理诊断/问题】

潜在并发症:局麻药毒、副反应。

【护理措施】

1.毒性反应的护理

(1)原因:①用药过量;②药物误注入血管内;③注射部位血液供应丰富或局麻药中未加入血管收缩药;④病人全身情况差,对局麻药耐受能力降低等。

(2)表现:①中枢毒性表现:舌或口唇麻木、头痛头晕、耳鸣、视物模糊、言语不清、肌肉颤搐、意识模糊、惊厥、昏迷,甚至呼吸停止。②心血管毒性表现:传导阻滞、血管平滑肌和心肌抑制,出现心律失常、心肌收缩力减弱、心排血量减少、血压下降,甚至心搏骤停。

(3)预防:①一次用药量不超过限量;②注药前回抽,无回血者方可注射;③根据病人具体情况及用药部位酌减剂量;④如无禁忌,局麻药内加入适量肾上腺素;⑤麻醉前给予巴比妥类或苯二氮䓬类药物,以提高毒性阈值。

(4)处理:一旦发生,立即停药,尽早给氧,加强通气。轻度毒性反应者可静脉注射地西泮 0.1mg/kg 或咪达唑仑 0.1~0.5mg/kg,预防和控制抽搐。如出现抽搐或惊厥,常静脉注射硫喷妥钠 1~2mg/kg,必要时行气管插管。如出现低血压,可用麻黄碱或间羟胺等维持血压,心率缓慢者则静脉注射阿托品。一旦呼吸心跳停止,应立即进行心肺复苏。

2. 过敏反应的护理

酰胺类罕见,酯类发生机会较多。

(1)表现:在使用少量局麻药后,出现荨麻疹、咽喉水肿、支气管痉挛、低血压及血管神经性水肿等,严重时可危及生命。

(2)预防:因局麻药皮肤试验的假阳性率高达 50%,故不必常规行局麻药皮试,若病人有过敏史,可选用酰胺类局麻药。

(3)处理:一旦发生,立即停药,保持呼吸道通畅,给氧;遵医嘱注射肾上腺素,同时给予糖皮质激素和抗组胺药;维持循环稳定,适量补充血容量,紧急时可适当选用血管加压药。

3. 麻醉后护理

局麻手术对机体影响小,若术中无异常,一般不需特殊护理。门诊手术病人应在手术室外休息,无异常反应后方可离开,并告知病人若有不适,随时就诊。

第四节 椎管内麻醉

一、蛛网膜下隙阻滞

蛛网膜下隙阻滞,又称腰麻,是将局麻药注入蛛网膜下隙,阻断部分脊神经的传导功能而引起相应支配区域痛觉暂时消失的麻醉方法。

【适应证和禁忌证】

1. 适应证

适用于下腹部、盆腔、下肢及肛门会阴部手术。

2. 禁忌证

①中枢神经系统疾病,如脊髓病变、颅内高压者;②败血症、穿刺部位或附近皮肤感染者;③休克、脊椎外伤或脊椎严重畸形者;④凝血功能障碍者;⑤精神疾病及不合作者等。

【常用局麻药】

常用的麻醉药有丁卡因、普鲁卡因、利多卡因、丁哌卡因和罗哌卡因等,加入10%葡萄糖溶液可配制成重比重液;加入注射用水可配制成轻比重液。最常用的丁卡因重比重溶液俗称为1∶1∶1液,即1%丁卡因、3%麻黄碱及10%葡萄糖溶液各1ml混合成3ml溶液;将丁卡因10mg溶于10ml注射用水内,即配成0.1%轻比重液。

【麻醉方法】

1. 腰椎穿刺术

病人侧卧在手术台上,取低头、弓腰、抱膝姿势。一般选择第3~4或4~5腰椎棘突间隙为穿刺点(图4-1)。消毒穿刺点及周围15cm范围皮肤,铺无菌孔巾。穿刺点确定后,在局麻下用腰椎穿刺针垂直依次刺入皮肤、皮下组织、棘上韧带、棘间韧带、黄韧带、硬脊膜和蛛网膜。当穿破黄韧带和硬脊膜时有突破感,进针刺破硬脊膜和蛛网膜、拔出针芯有脑脊液滴出,说明穿刺成功。随后将一定浓度和剂量的局麻药物经腰椎穿刺针注入蛛网膜下腔。

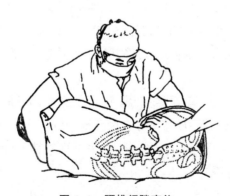

图4-1　腰椎间隙定位

2. 麻醉平面的调节

局麻药注入蛛网膜下隙后,应在短时间内调节和控制麻醉平面。麻醉平面是指皮肤感觉消失的界限。临床上常用针刺皮肤试痛或用浸过冷盐水的棉棒试冷温觉测知麻醉平面。麻醉平面调节是蛛网膜下隙阻滞中最重要的环节,平面过低可致麻醉失败,平面过高对生理影响较大,甚至危及生命。影响麻醉平面的因素有很多,如局麻药药液的比重、剂量、容积、病人身高、脊柱生理弯曲度和腹腔内压力等,其中药物剂量是主要因素。此外,穿刺间隙高低、病人体位和注药速度也是调节平面的重要因素。

【常见护理诊断/问题】

潜在并发症:血压下降、心率减慢、呼吸抑制、恶心、呕吐(术中并发症);腰麻后头痛、尿潴留(术后并发症)。

【护理措施】

(一)麻醉期间监护

1. 常规监测及护理

严密监测病情变化,着重观察生命体征、手术情况、术中出血量等,常规监测皮肤和黏膜色泽、血氧饱和度,听诊肺部呼吸音等。建立静脉通路,遵医嘱补液,保证足够的循环血量。

2. 术中并发症的护理

(1)血压下降或心率减慢:血压下降常发生在高平面腰麻,因脊神经被阻滞后,麻醉区域的血管扩张,回心血量减少,心排血量降低所致。若麻醉平面超过 T_4,心交感神经被阻滞,迷走神经相对亢进,引起心率过缓。血压下降者,可先快速输液 $200\sim300ml$,以扩充血容量;必要时静脉注射麻黄碱,以收缩血管、维持血压。心率过缓者可静脉注射阿托品。

(2)呼吸抑制:常见于胸段脊神经阻滞,表现为肋间肌麻痹、胸式呼吸减弱、胸闷、气促、说话费力、咳嗽无力、发绀等。全脊椎麻醉病人可出现呼吸停止、血压下降甚至心搏骤停。呼吸功能不全时应给氧、借助面罩辅助呼吸。一旦呼吸停止立即行气管插管、人工呼吸。

(3)恶心、呕吐:常见原因有:①麻醉平面过高,发生低血压和呼吸抑制,造成脑缺血缺氧而兴奋呕吐中枢;②迷走神经功能亢进,胃肠道蠕动增强;③术中牵拉腹腔内脏;④对术中辅助用药较敏感等。术前可用阿托品预防,一旦发生应针对原因进行处理,如给氧,升高血压,暂停手术牵拉以减少迷走刺激,必要时用氟哌利多、昂丹司琼等药物预防和治疗。

(二)麻醉后监护

1.常规监测和护理

密切监测生命体征,防止麻醉后并发症的出现,尤其应关注病人呼吸及循环功能。麻醉后早期每15~30分钟测血压、脉搏、呼吸、血氧饱和度1次,并做好记录,病情稳定后可延长监测的间隔时间。同时还要观察尿量、体温、肢体的感觉和运动情况,各种引流液的颜色、性状和量。如有异常应及时报告医师。

2.术后并发症的护理

(1)腰麻后头痛:发生率为3%~30%,常出现在术后2~7日。

1)原因:主要因腰椎穿刺时刺破硬脊膜和蛛网膜,脑脊液流失,颅内压下降,颅内血管扩张刺激所致。

2)表现:疼痛位于枕部、顶部或颞部,呈搏动性,抬头或坐立位时头痛加重,平卧时减轻或消失。

3)预防:①麻醉时采用细穿刺针,提高穿刺技术,避免反复穿刺,缩小针刺裂孔;②保证围术期输入足量液体防止脱水;③术后应常规去枕平卧6~8小时。

4)处理:①平卧休息,每日补液或饮水2500~4000ml;②遵医嘱给予镇痛或安定类药物;③用腹带捆紧腹部;④严重者于硬脊膜外隙注入生理盐水或5%葡萄糖或右旋糖酐15~30ml,必要时采用硬膜外自体血充填疗法。

(2)尿潴留

1)原因:因支配膀胱的副交感神经恢复较迟、下腹部、肛门或会阴部手术后切口疼痛、手术刺激膀胱及病人不习惯床上排尿所致。

2)表现:膀胱内充满尿液不能排出,或排尿不畅、尿频,常有尿不尽感,伴有下腹部疼痛。

3)预防:术前指导,解释术后易出现尿潴留的原因,指导病人练习床上排尿,嘱术后一旦有尿意,及时排尿。

4)处理:①促进排尿:可经针刺足三里、三阴交等穴位,或热敷、按摩下腹部、膀胱区;②遵医嘱肌内注射副交感神经兴奋药卡巴胆碱;③必要时留置导尿管。

二、硬脊膜外隙阻滞

硬脊膜外隙阻滞,又称硬膜外麻醉,是将局麻药注入硬脊膜外间隙,阻滞脊神经根,使其支配区域产生暂时性麻痹。与腰麻不同,硬脊膜外隙阻滞可采用连续给药法,或根据病情、手术范围和时间分次给药,使麻醉时间按手术需要延长。临床上常用连续给药法。

【适应证与禁忌证】

1. 适应证

最常用于横膈以下各种腹部、腰部和下肢手术;颈部、上肢和胸壁手术也可应用,但在管理上较复杂。

2. 禁忌证

与腰麻相似,严重贫血、高血压及心功能代偿功能不良者慎用;低血容量、进针部位感染、菌血症、凝血功能障碍或处于抗凝治疗期间者禁用。

【分类】

根据硬膜外阻滞部位的不同,可分为高位、中位、低位及骶管阻滞。

1. 高位阻滞

穿刺部位在 $C_5 \sim T_6$,适用于甲状腺、上肢或胸壁手术。

2. 中位阻滞

穿刺部位在 $T_6 \sim T_{12}$,适用于腹部手术。

3. 低位阻滞

穿刺部位在腰部各棘突间隙,适用于下肢及盆腔手术。

4. 骶管阻滞

经骶裂孔穿刺,适用于肛门、会阴部手术。

【常用麻醉药】

常用麻醉药物有利多卡因、丁卡因和丁哌卡因等。利多卡因常用浓度为 1% ~ 2%,5 ~ 8 分钟起效,维持 1 小时左右,反复用药后易出现快速耐药性。丁卡因常用浓度为 0.25% ~ 0.33%,10 ~ 20 分钟起效,维持 1.5 ~ 3 小时。丁哌卡因常用浓度为 0.5% ~ 0.75%,7 ~ 10 分钟起效,维持 2 ~ 3 小时。

【麻醉方法】

1. 硬膜外穿刺术

病人的准备及体位和腰麻相同。穿刺针较粗,如需留置导管则用勺形头穿刺针。在局麻下,针头依次穿过皮肤、皮下组织、棘上韧带、棘间韧带和黄韧带,穿过黄韧带时有突然落空感,测试有负压现象,回抽无脑脊液流出,证明确在硬脊膜外腔隙内,即可将麻醉药注入。如果手术时间长,需要持续给药时,将导管从穿刺针头内插入,待导管超出勺状针头 3~4cm 时,将针头拔出,而将导管置在硬脊膜外腔隙,外面用胶布妥善固定。一般给药时先给试探剂量,观察 5~10 分钟,若无下肢发热、麻木或活动障碍等腰麻现象,血压、脉搏平稳,即可按手术需要正式给药,否则停止给药。

2. 麻醉平面的调节

硬膜外阻滞的麻醉平面与腰麻不同,呈节段性。影响麻醉平面的主要因素如下:

(1)穿刺间隙:麻醉平面高低主要取决于穿刺间隙的高低。如果穿刺间隙选择不当,可使麻醉平面与手术部位不符而致麻醉失败,或因麻醉平面过高致呼吸循环功能抑制。

(2)局麻药容积:注入局麻药容积越大、注射速度越快、扩散范围越广,阻滞平面也越宽。

(3)导管位置和方向:导管方向影响药物的扩散方向。导管向头端插入时,药液易向胸、颈段扩散;向尾端插入时,则易向腰、骶段扩散。导管口偏向一侧,可出现单侧麻醉。

(4)其他:如药液浓度、注药方式、注药速度、病人情况和体位等对麻醉平面也有影响。

【常见护理诊断/问题】

潜在并发症:全脊椎麻醉、局麻药毒性反应、血压下降、呼吸抑制、恶心、呕吐、脊神经损伤、硬膜外血肿、导管拔除困难或折断。

【护理措施】

(一)麻醉期间监护

1. 常规监测和护理

严密监测生命体征、手术情况、术中出血量等,常规监测皮肤和黏膜色泽、血氧饱和度,听诊肺部呼吸音等。建立静脉通路,遵医嘱补液,保证足够的循环血量。

2. 术中并发症的护理

(1)全脊椎麻醉(total spinal anesthesia):是硬膜外麻醉最危险的并发症。

1）原因：局麻药全部或部分注入蛛网膜下隙。

2）表现：病人在注药后迅速出现呼吸困难、血压下降、意识模糊或消失，甚至呼吸、心跳停止。

3）预防：①严格遵守操作规程；②注药前先回抽有无脑脊液；③注射时先用试验剂量，确定未入蛛网膜下隙后方可继续给药。

4）处理：①立即停药；②行面罩正压通气，必要时行气管插管维持呼吸；③加快输液速度，遵医嘱给予升压药，维持循环功能。

（2）局麻药毒性反应：多因导管误入血管内或局麻药吸收过快所致。因此注药前必须回抽，检查硬膜外导管内有无回血。局麻药毒性反应的护理见本章第二节。

（3）血压下降：因交感神经被阻滞，阻力血管和容量血管扩张所致。尤其是上腹部手术时，因胸腰段交感神经阻滞的范围较广，并可阻滞心交感神经引起心动过缓，更易发生低血压。一旦发生，加快输液，必要时静脉注射麻黄碱，以提升血压。

（4）呼吸抑制：与肋间肌及膈肌的运动抑制有关。为了减轻对呼吸的抑制，应采用小剂量、低浓度局麻药，以减轻运动神经阻滞。同时在麻醉期间，严密观察病人的呼吸，常规面罩给氧，并做好呼吸急救准备。

（5）恶心、呕吐：原因、表现及护理方法参见腰麻病人的护理。

（二）麻醉后护理

1. 常规监测和护理

（1）病情观察：密切监测生命体征，麻醉后早期每 15~30 分钟测血压、脉搏、呼吸一次，并做好记录，病情稳定后可延长监测的间隔时间。关注病人呼吸及循环功能，同时还要观察尿量，体温，肢体的感觉和运动情况，各种引流液的颜色、性状和量。如有异常应及时报告医师。

（2）体位：硬膜外麻醉后不会引起头痛，但因交感神经阻滞后，血压多受影响，所以平卧（可不去枕）4~6 小时。

2. 术后并发症的护理

（1）脊神经根损伤

1）原因：穿刺针可直接创伤或因导管质硬而损伤脊神经根或脊髓。

2）表现：在穿刺或置管时，如病人有电击样异感并向肢体放射，说明已触及神经。病人出现局部感觉或（和）运动障碍，并与神经分布相关。

3）处理：①立即停止进针，调整进针方向，以免加重损伤。②异感持续时间长者,可能损伤严重,应放弃阻滞麻醉。③脊神经根损伤者,予对症治疗,数周或数月即自愈。

(2)硬膜外血肿

1)原因:因硬膜外穿刺和置管时损伤血管所致。

2)表现:病人出现剧烈背痛,进行性脊髓压迫症状,伴肌无力、尿潴留、括约肌功能障碍,血肿压迫脊髓可并发截瘫。

3)处理:尽早行硬膜外穿刺抽出血液,必要时切开椎板,清除血肿。

(3)导管拔除困难或折断

1)原因:椎板、韧带及椎旁肌群强直或置管技术不当、导管质地不良、拔管用力不当等。

2)表现:导管难以拔出或者拔除过程中折断。

3)处理:①如遇到拔管困难,切忌使用暴力,可将病人置于原穿刺体位,热敷或在导管周围注射局麻药后再行拔出。②若导管折断,无感染或神经刺激症状者,可不取出,但应密切观察。

第五节　全身麻醉

全身麻醉是目前临床上最常用的麻醉方法。全身麻醉病人表现为神志消失,全身的痛觉丧失、遗忘、反射抑制和一定程度的肌肉松弛。它能满足全身各部位手术需要,较之局部和椎管阻滞麻醉更舒适、安全。

【全身麻醉的分类】

1. 吸入麻醉

系将挥发性麻醉药物或气体经呼吸道吸入肺内,再经肺泡毛细血管吸收进入血液循环,到达中枢神经系统,产生全身麻醉的方法。由于麻醉药经肺通气进入体内和排出,故麻醉深度的调节较其他方法更为容易。

2. 静脉麻醉

系将麻醉药物经静脉注射进入体内,通过血液循环作用于中枢神经系统而产生全身麻醉的方法。其优点是诱导迅速,对呼吸道无刺激,不污染手术室,麻醉苏醒期也较平稳,使用时无须特殊设备;缺点为麻醉深度不易调节,容易产生快速耐药,无肌松作用,长时间用药后可致体内蓄积和苏醒延迟。

【常用全身麻醉药物】

(一)吸入麻醉药

吸入麻醉药指经呼吸道吸入进入体内产生全身麻醉作用的药物。一般用于全身麻醉的维持,有时也用于麻醉诱导。吸入麻醉药的强度以"最低肺泡有效浓度"(minimalal veolar concentration,MAC)衡量。MAC 是指某种吸入麻醉药在一个大气压下和纯氧同时吸入时,能使 50% 病人对手术刺激不发生摇头、四肢运动等反应的最低肺泡浓度。MAC 越小,麻醉效能越强。常用的吸入麻醉药如下。

1. 氧化亚氮

又称笑气,其麻醉作用甚弱,MAC 为 1.05%。由于对呼吸、循环影响较小,常与强效吸入全身麻醉药复合应用,以降低后者的用量,减少副作用,并可加快麻醉诱导和苏醒。但是,N_2O 可致弥散性缺氧,故需与氧同用,氧浓度控制在 30% 以上。此外,N_2O 会使体内气体容积增大,故肠梗阻、气腹、气胸病人不宜使用。

2. 恩氟烷

又称安氟醚,其麻醉性能较强,MAC 为 1.7%。对中枢神经系统有抑制作用,可使脑血流量和颅内压增加,吸入浓度过高时可产生惊厥。对呼吸和心肌收缩力也有较强抑制作用,麻醉过深可抑制呼吸和循环。可用于麻醉诱导和维持,诱导较快;因其可使眼压减低,故对眼内手术有利。但严重心脏疾病、癫痫、颅内压过高者应慎用。

3. 异氟烷

又称异氟醚,是恩氟烷的异构体,其麻醉性能强,MAC 为 1.15%。低浓度时,对脑血流无影响;高浓度时,可使脑血管扩张,脑血流增加和颅内压增高。对心肌的抑制作用较轻,但可明显降低外周血管阻力。对呼吸有轻度抑制作用,对呼吸道有刺激。可用于麻醉诱导和维持,也可用于术中控制性降压。

4. 七氟烷

又称七氟醚,其麻醉性能较强,MAC 为 2.0%。对中枢神经系统有抑制作用,对脑血管有舒张作用,可引起颅内压增高。对心肌有轻度抑制,可降低外周血管阻力。对呼吸道无刺激,对呼吸有较强抑制作用。用于麻醉诱导和维持,麻醉后苏醒迅速,苏醒过程平稳。

5. 地氟烷

又称地氟醚,其麻醉效能较弱,MAC 为 6.0%。可抑制大脑皮层的电活动,降低脑氧代谢率。对心肌有轻度抑制作用。对呼吸有轻度抑制作用,对呼吸道有轻度刺激。用于麻醉诱导和维持,麻醉诱导和苏醒都非常迅速。

(二)静脉麻醉药

1.硫喷妥钠

常用的超短效巴比妥类静脉麻醉药,常用浓度为2.5%。小剂量静脉注射有镇静、催眠作用,剂量稍大时,注药后15~30秒即可使病人入睡,作用时间约15~20分钟。可降低脑代谢率及氧耗量,降低脑血流量和颅内压。有直接抑制心肌和扩张血管作用。有较强的中枢性呼吸抑制作用。可抑制交感神经而使副交感神经作用相对增强,使咽喉及支气管的敏感性增加。适用于麻醉诱导、短小手术麻醉、控制惊厥及小儿基础麻醉。哮喘、肌强直性萎缩症、循环抑制及严重低血压者禁用。

2.氯胺酮

镇痛作用强,静脉注药后30~60秒起效,维持10~15分钟,肌内注射后约5分钟起效,维持30分钟。可增加脑血流、颅内压及脑代谢率。有兴奋交感神经作用,使心率增快、血压及肺动脉压升高。用量大或注射速度快,或与其他麻醉性镇痛药合用时,可引起呼吸抑制,甚至呼吸暂停。可使唾液和支气管分泌物增加,对支气管平滑肌有肌松作用。适用于体表小手术、清创、换药、全麻诱导和维持、小儿基础麻醉。主要副作用为:引起一过性呼吸暂停,幻觉、噩梦及精神症状,使眼压和颅内压增高。故癫痫、高眼压、颅内压增高及缺血性心脏病病人应慎用。

3.依托咪酯

又称乙咪酯,是短效催眠药,无镇痛作用。可降低脑血流量、颅内压及代谢率,对心率、血压及心排血量的影响均小,不增加心肌氧耗量。主要用于全麻诱导,适用于年老体弱和危重病人。

4.丙泊酚

又称普鲁泊福或异丙酚,具有镇静、催眠及轻微镇痛作用。起效快,维持时间仅3~10分钟,停药后苏醒迅速而完全,醒后无明显后遗症。可降低脑血流量、颅内压和脑代谢率;对心血管系统有明显抑制作用及血管舒张作用,可致严重低血压;对呼吸有明显抑制作用。主要用于全麻的诱导与维持、门诊小手术和检查的麻醉,对老年人及术前循环功能不全者应减量。

(三)肌肉松弛药

简称肌松药,能阻断神经-肌传导功能而使肌肉松弛,无镇静、镇痛作用,是全麻时重要的辅助用药,分为 2 类。

1. 去极化肌松药

以琥珀胆碱为代表,起效快,肌肉松弛完全且短暂。临床主要用于全麻时气管插管。不良反应有眼压升高、颅内压升高、高血钾、心律失常等。

2. 非去极化肌松药

常用药物有氯琥珀胆碱(司可林)、泮库溴铵(潘可罗宁)、维库溴铵(万可罗宁)、阿曲库铵(卡肌宁)等。临床用于全麻诱导插管和术中维持肌肉松弛。重症肌无力者禁用,有哮喘史及过敏体质者慎用。

(四)麻醉性镇痛药

1. 吗啡

作用于大脑边缘系统可消除紧张和焦虑,提高痛阈,解除疼痛,但有明显抑制呼吸中枢作用。常作为麻醉前用药和麻醉辅助药,也可与催眠药、肌松药合用行全静脉麻醉(total intravenous anesthesia,TIVA)。

2. 哌替啶(杜冷丁)

具有镇静、催眠、解除平滑肌痉挛作用。对心肌有抑制作用,对呼吸也有轻度抑制作用。常作为麻醉前用药和麻醉辅助药,或用于术后镇痛。

3. 芬太尼

是人工合成的强镇痛药。对中枢神经系统的作用与其他阿片类药物相似。对呼吸有抑制作用,但对心血管系统的影响较轻。用于麻醉辅助用药或缓解插管时的心血管反应。

【全身麻醉的实施】

(一)全身麻醉诱导

病人接受全身麻醉药后,由清醒状态到意识丧失,并进入全麻状态后进行气管插管的阶段称为全麻诱导期。此期为麻醉过程中的危险阶段,机体各器官功能因麻醉药的作用可表现出亢进或抑制,引起一系列的并发症而威胁病人生命。因此,应尽快缩短诱导期,使病人平稳转入麻醉状态。实施麻醉诱导前,备好麻醉机、气管插管用具和吸引器,开放静脉和胃肠减压管,测定血压和心率的基础值,并监测心电图和血氧饱和度(S_pO_2)。全麻诱导方法有 2 种。

1. 吸入诱导法

分开放点滴法和面罩吸入诱导法 2 种,目前常用后者,即将麻醉面罩扣于病人口鼻部,开启麻醉药蒸发器并逐渐增加吸入浓度,待病人意识消失并进入麻醉状态时,静脉注射肌松药后行气管插管。

2. 静脉诱导法

先以面罩吸入纯氧 2~3 分钟,增加氧储备并排出肺及组织内的氮气。根据病情选择注入合适的静脉麻醉药,并严密监测病人的意识、循环和呼吸变化。病人意识消失后再注入肌松药,待全身骨骼肌及下颌逐渐松弛,呼吸由浅至完全停止时,应用麻醉面罩行人工呼吸,然后进行气管插管。插管成功后,立即与麻醉机连接并行人工呼吸或机械通气。与吸入诱导法相比,静脉诱导较迅速,病人也较舒适,无环境污染,但麻醉深度的分期不明显,对循环的干扰较大。

(二)全身麻醉的维持

主要任务是维持适当的麻醉深度以满足手术要求,保证循环和呼吸等生理功能稳定。

1. 吸入麻醉药维持

指经呼吸道吸入一定浓度的吸入麻醉药,以维持适当的麻醉深度。临床上常将 N_2O 与挥发性麻醉药合用。需要时可加用肌松药。

2. 静脉麻醉药维持

指经静脉给药维持适当麻醉深度。静脉给药方法有单次、分次和连续注入法 3 种。

3. 复合全身麻醉

指 2 种或 2 种以上的全身麻醉药或(和)方法复合应用,彼此取长补短,以达到最佳临床麻醉效果。根据给药的途径不同,复合麻醉可分为 2 种。

(1)全静脉麻醉:在静脉麻醉诱导后,采用多种短效静脉麻醉药复合应用,以间断或连续静脉注射法维持麻醉。为加强麻醉效果,往往将静脉麻醉药、麻醉性镇痛药和肌松药结合在一起,既发挥各种药物的优点,又克服其不良作用。

(2)静吸复合麻醉:全静脉麻醉的深度缺乏明显的标志,给药时机较难掌握,有时麻醉可突然减浅。因此,常于麻醉变浅时间段吸入挥发性麻醉药。这样既可维持麻醉相对稳定,又可减少吸入麻醉药的用量,且有利于麻醉后迅速苏醒。

(三)全身麻醉深度的判断

全身麻醉的深度一般是指全身麻醉药抑制伤害性刺激下中枢、循环、呼吸功能及应激反应的程度。目前,乙醚麻醉分期仍可作为临床麻醉中判断和掌握麻醉深度的参考。临床常将麻醉深度分为浅麻醉期、手术麻醉期和深麻醉期(表4-3)。

表4-3　通用临床麻醉深度的判断标准

麻醉分期	呼吸	循环	眼征	其他
浅麻醉期	不规律,呛咳,气道阻力高,喉痉挛	血压升高,心率增快	瞬目反射(−),眼睑反射(+),眼球运动(+),流泪	吞咽反射(+),出汗(+),分泌物多,刺激时体动
手术麻醉期	规律,气道阻力小	血压稍低但稳定,手术刺激无改变	眼睑反射(−),眼球固定中央	刺激时无体动,黏膜分泌物消失
深麻醉期	膈肌呼吸,频率增快	血压下降	对光反射(−),瞳孔散大	

【护理评估】

(一)麻醉前和麻醉中评估

1. 健康史

①一般情况:包括年龄、性别、职业等;②既往史:了解既往手术、麻醉史;近期有无呼吸道或肺部感染;有无影响完成气管插管的因素,如颌关节活动受限、下颌畸形或颈椎病等;有无呼吸、循环、中枢神经系统疾病等;③生活史:了解有无烟、酒等嗜好及药物成瘾史;④用药史:了解目前用药情况及不良反应,有无过敏史;⑤其他:包括婚育史、家族史等。

2. 身体状况

(1)症状与体征:评估意识和精神状态、生命体征;有无营养不良、发热、脱水及体重减轻;有无皮肤、黏膜出血及水肿等征象;评估有无牙齿缺少或松动、是否有义齿。

(2)辅助检查:了解血、尿、大便常规、血生化检查、血气分析、心电图及影像学检查结果;有无重要脏器功能不全、凝血机制障碍及贫血、低蛋白血症等异常。

3. 心理-社会状况

评估病人及家属对麻醉方式、麻醉前准备、麻醉中护理配合和麻醉后康复知识的了解程度;是否存在焦虑或恐惧等不良情绪;其担心的问题,家庭和单位对病人的支持程度等。

(二)麻醉后评估

1.术中情况

麻醉方式、麻醉药种类和用量;术中失血量、输血量和补液量;术中有无局麻药的全身中毒反应或呼吸心搏骤停等异常情况发生。

2.身体状况

(1)症状与体征:评估病人的意识、血压、心率和体温;心电图及血氧饱和度是否正常;基本生理反射是否存在;感觉是否恢复;有无麻醉后并发症征象等。

(2)辅助检查:了解血、尿常规、血生化检查、血气分析、重要脏器功能等检查结果有无异常。

3.心理-社会状况

了解病人对麻醉和术后不适(如恶心、呕吐、切口疼痛等)的认识,术后是否有不良情绪反应,其家庭和单位对病人的支持程度等。

【常见护理诊断/问题】

1.潜在并发症

反流与误吸、呼吸道梗阻(上呼吸道梗阻和下呼吸道梗阻)、通气量不足、低氧血症、低血压或高血压、心律失常、高热、抽搐和惊厥。

2.有受伤的危险

与麻醉未完全清醒或感觉未完全恢复有关。

【护理目标】

1.病人未发生并发症,或并发症得到及时发现和处理。
2.病人未发生意外伤害。

【护理措施】

(一)麻醉期间的护理

1.病情观察

麻醉期间,应连续监测病人呼吸和循环功能状况,必要时采取相应措施维持病人呼吸和循环功能正常。

（1）呼吸功能：主要监测指标为：①呼吸的频率、节律、幅度及呼吸运动的类型等；②皮肤、口唇、指（趾）甲的颜色；③脉搏血氧饱和度（SpO_2）；④PaO_2、$PaCO_2$ 和 pH；⑤潮气量、每分通气量；⑥呼吸末二氧化碳（$P_{ET}CO_2$）。

（2）循环功能：主要监测指标为：①脉搏；②血压；③CVP；④肺毛细血管楔压（PCWP）；⑤心电图；⑥尿量；⑦失血量。

（3）其他：①全身情况：注意表情、神志的变化，严重低血压和缺氧可使病人表情淡漠和意识丧失；②体温监测：特别是小儿，体温过高可致代谢性酸中毒和高热惊厥，体温过低易发生麻醉过深而引起循环抑制，麻醉后苏醒时间延长。

2. 并发症的护理

（1）反流与误吸：由于病人的意识、咽反射消失，一旦有反流物即可发生误吸，引起急性呼吸道梗阻，如不能及时有效进行抢救，可导致病人窒息甚至死亡。误吸胃液可引起肺损伤、支气管痉挛和毛细血管通透性增加，导致肺水肿和肺不张。肺损伤程度与吸入的胃液量和 pH 有关。为预防反流和误吸，应减少胃内物滞留，促进胃排空，降低胃液 pH，降低胃内压，加强对呼吸道的保护。

（2）呼吸道梗阻

1）上呼吸道梗阻：指声门以上的呼吸道梗阻。①原因：机械性梗阻常见，如舌后坠、口腔分泌物阻塞、异物阻塞、喉头水肿、喉痉挛等。②表现：不全梗阻表现为呼吸困难并有鼾声；完全梗阻时有鼻翼扇动和三凹征。③处理：迅速将下颌托起，放入口咽或鼻咽通气管，清除咽喉部分泌物和异物。喉头水肿者，给予糖皮质激素，严重者行气管切开。喉痉挛者，应解除诱因、加压给氧，无效时静脉注射琥珀胆碱，经面罩给氧，维持通气，必要时气管插管。

2）下呼吸道梗阻：指声门以下的呼吸道梗阻。①原因：常为气管导管扭折、导管斜面过长而紧贴在气管壁上、分泌物或呕吐物误吸、支气管痉挛等所致。②表现：轻者出现肺部啰音，重者出现呼吸困难、潮气量减低、气道阻力增高、发绀、心率加快、血压下降。③处理：一旦发现，立即报告医师并协助处理。

（3）通气量不足：①原因：在麻醉期间或麻醉后，由麻醉药、麻醉性镇痛药和肌松药产生的中枢性或外周性呼吸抑制所致。②表现：CO_2 潴留或（和）低氧血症，血气分析示 $PaCO_2>50mmHg$，pH<7.30。③处理：给予机械通气维持呼吸直至呼吸功能完全恢复；必要时遵医嘱给予拮抗药物。

（4）低氧血症：①原因：吸入氧浓度过低、气道梗阻、弥散性缺氧、肺不张、肺水肿、误吸等。②表现：病人吸空气时，$S_pO_2<90\%$，$PaO_2<60mmHg$ 或吸纯氧时 $PaO_2<$

90mmHg,呼吸急促、发绀、躁动不安、心动过速、心律不齐、血压升高等。③处理:及时给氧,必要时行机械通气。

(5)低血压:①原因:主要有麻醉过深、失血过多、过敏反应、肾上腺皮质功能低下、术中牵拉内脏等。②表现:麻醉期间收缩压下降超过基础值的30%或绝对值低于80mmHg。长时间严重低血压可致重要器官低灌注,并发代谢性酸中毒等。③处理:首先减浅麻醉,补充血容量,彻底外科止血,必要时暂停手术操作,给予血管收缩药,待麻醉深度调整适宜、血压平稳后再继续手术。

(6)高血压:①原因:除原发性高血压者外,多与麻醉浅、镇痛药用量不足、未能及时控制手术刺激引起的应激反应有关。②表现:麻醉期间收缩压高于l60mmHg或收缩压高于基础值的30%。③处理:有高血压病史者,应在全麻诱导前静脉注射芬太尼,以减轻气管插管引起的心血管反应。术中根据手术刺激程度调节麻醉深度,必要时行控制性降压。

(7)心律失常:①原因:因麻醉过浅、心肺疾病、麻醉药对心脏起搏系统的抑制、麻醉和手术造成的全身缺氧、心肌缺血而诱发。②表现:以窦性心动过速和房性期前收缩多见。③处理:保持麻醉深度适宜,维持血流动力学稳定,维持心肌氧供需平衡,处理相关诱因。

(8)高热、抽搐和惊厥:①原因:可能与全身麻醉药引起中枢性体温调节失调有关,或与脑组织细胞代谢紊乱、病人体质有关。婴幼儿由于体温调节中枢尚未完全发育成熟,体温易受环境温度的影响,若高热处理不及时,可引起抽搐甚至惊厥。②处理:一旦发现体温升高,应积极进行物理降温,特别是头部降温,以防脑水肿。

(二)麻醉恢复期的护理

1.病情观察

苏醒前有专人护理,常规持续监测生命体征和S_pO_2,同时注意病人皮肤、口唇色泽及周围毛细血管床的反应,直至病人完全清醒,呼吸循环功能稳定。

2.维护呼吸功能

①常规给氧;②保持呼吸道通畅,包括术前应禁食、禁饮,术后去枕平卧、头偏向一侧,及时清除口咽部分泌物,对于痰液黏稠、量多者,应鼓励有效咳痰,并使用抗生素、氨茶碱、皮质醇及雾化吸入等,帮助排痰和预防感染;③手术结束后,除意识障碍病人需带气管插管回病房外,一般应待病人意识恢复、拔除导管后送回病房。此阶段工作可在手术室或在麻醉后恢复室(post-anesthesia care unit,PACU)完成,某些危重病人则需直接送入重症监护室(ICU)。

气管插管的拔管条件为:①意识及肌力恢复,根据指令可睁眼、开口、舌外伸、握手等,上肢可抬高 10 秒以上。②自主呼吸恢复良好,无呼吸困难表现。潮气量 > 5ml/kg;肺活量 > 15ml/kg;呼吸频率 15 次/分左右;最大吸气负压为 -25cmH$_2$O;PaCO$_2$ < 45mmHg(6kPa);PaO$_2$ > 60mmHg(8kPa)(吸空气时);P$_a$O$_2$ > 300mmHg(40kPa)(吸纯氧时)。③咽喉反射恢复。④鼻腔、口腔及气管内无分泌物。

3. 维持循环功能稳定

在麻醉恢复期,血压容易波动,体位变化也可影响循环功能。低血压的主要原因包括低血容量、静脉回流障碍、血管张力降低等;高血压常见原因有术后疼痛、尿潴留、低氧血症、高碳酸血症、颅内压增高等。应严密监测血压变化,出现异常时查明原因,对症处理。

4. 其他监护

注意保暖,提高室温。保持静脉输液及各引流管通畅,记录苏醒期用药及引流量。严密观察有无术后出血,协助做某些项目的监测并记录。

5. 防止意外伤害

病人苏醒过程中常出现躁动不安或幻觉,容易发生意外伤害;应注意适当防护,必要时加以约束,防止病人发生坠床、碰撞及不自觉地拔出输液或引流管等意外伤害。

6. 明确麻醉苏醒进展情况

(1)采用麻醉后评分法评定病人苏醒进展:①活动:四肢均能活动计 2 分;能活动 2 个肢体计 1 分;不能活动计 0 分。②呼吸:能深呼吸并咳嗽计 2 分;呼吸困难或间断计 1 分;无自主呼吸计 0 分。③循环:与麻醉前基础血压相比,收缩压变化率在 ±20% 内计 2 分;20%~50% 计 1 分;>50% 计 0 分。④意识:清醒、回答问题正确计 2 分;呼其名时会睁眼计 1 分;呼唤无反应计 0 分。⑤色泽:面、口唇、指端色泽正常计 2 分;苍白、灰暗计 1 分;明显青紫计 0 分。总分 > 7 分,提示可离开麻醉复苏室。

(2)不用评分表者,达到以下标准,可转回病房:①神志清醒,有定向力,回答问题正确;②呼吸平稳,能深呼吸及咳嗽,S$_p$O$_2$ > 95%;③血压及脉搏稳定 30 分钟以上,心电图无严重的心律失常和心肌缺血改变。

7. 安全转运病人

在转运前应补足容量,轻柔、缓慢地搬动病人。转送过程中妥善固定各管道,防止脱出。有呕吐可能者,将其头偏向一侧;全麻未醒者,在人工辅助状态下转运;

心脏及大手术、危重病人,在人工呼吸及监测循环、呼吸等生命体征下转运。

【护理评价】

通过治疗和护理,病人是否:①并发症得以预防,或得到及时发现和处理。②意外受伤得以预防,或得到及时发现和处理。

第五章　手术前后病人的护理

第一节　概　述

(一)围术期的概念

围术期是指从确定手术治疗时起,至与这次手术有关的治疗基本结束为止的一段时间。它包括手术前、手术中、手术后3个阶段:①手术前期:从病人决定接受手术到将病人送至手术台;②手术期:从病人被送上手术台到病人手术后被送入复苏室(观察室)或外科病房;③手术后期:从病人被送到复苏室或外科病房至病人出院或继续追踪。

围术期护理是指在围术期为病人提供全程、整体的护理。旨在加强术前至术后整个治疗期间病人的身心护理,通过全面评估,充分做好术前准备,并采取有效措施维护机体功能,提高手术安全性,减少术后并发症,促进病人康复。围术期护理也包括3个阶段,每个阶段护理工作重点不同:①手术前期:系统评估病人各器官功能和心理状况,发现潜在的危险因素,充分做好准备。②手术中期:主要是由手术室护士完成,包括手术环境的准备、手术中病人的护理和麻醉病人的护理。③手术后期:解除病人术后不适,防治并发症,促进病人早日康复。

(二)手术分类

1.按手术目的分类

(1)诊断性手术:以明确诊断为目的,如活体组织检查、开腹探查术等。

(2)根治性手术:以彻底治愈疾病为目的。

(3)姑息性手术:以减轻症状为目的,用于条件限制而不能行根治性手术时,如晚期胃窦癌行胃空肠吻合术,以解除幽门梗阻症状,但不切除肿瘤。

2.按手术时限分类

(1)急症手术:病情危急,需要在最短时间内进行必要的准备后迅速实施手术,以抢救病人生命。如外伤性肝、脾破裂和肠破裂、胸腹腔大血管破裂等。

(2)限期手术:手术时间可以选择,但有一定限度,不宜过久以免延误手术时机,应在限定的时间内做好术前准备。如各种恶性肿瘤的根治术、已用碘剂做术前准备的针对甲亢的甲状腺大部切除术等。

(3)择期手术:手术时间没有期限的限制,可在充分的术前准备后进行手术。如一般的良性肿瘤切除术、腹股沟疝修补术等。

手术的具体种类取决于疾病当时的情况,同一种外科疾病的不同发展阶段手术种类可能会不同。如单纯胆囊结石是择期手术,但若同时并发急性胆囊炎,则变成急症手术;胃溃疡是择期手术,但若发生癌变,就成了限期手术,若并发急性穿孔、腹膜炎,则成为急症手术。

第二节　手术前病人的护理

手术前要充分评估病人的情况,不仅要关注疾病本身,还要详细了解病人的全身情况,评估是否存在增加手术风险的因素,包括可能影响整个病程的潜在因素,如循环、呼吸、消化、泌尿、内分泌、血液、免疫等系统的功能及营养、心理状态等。因此,需详细询问病史,进行全面的体格检查,了解各项辅助检查结果,以准确估计病人的手术耐受力,同时发现问题,在术前予以纠正,术后加以防治。

【护理评估】

(一)健康史

重点了解与本次疾病有关或可能影响病人手术耐受力及预后的病史:

1. 一般情况

性别、年龄、职业、生活习惯、烟酒嗜好等。

2. 现病史

自患病以来健康问题发生、发展及应对过程。

3. 既往史

如各系统伴随疾病、过敏史、外伤手术史等。

4. 用药史

如抗凝药、抗生素、镇静药、降压药、利尿药、皮质激素、甾类化合物(类固醇)等的使用情况及不良反应。

5. 月经、婚育史

如女性病人的月经情况,包括初潮年龄、月经周期、绝经年龄;婚育史主要包括初婚年龄、婚次,女性病人还包括妊娠次数、流产次数和生产次数等情况。

6. 家族史

家庭成员有无同类疾病、遗传病史等。

(二)身体状况

1. 主要器官及系统功能状况

(1)循环系统:脉搏速率、节律和强度;血压;皮肤色泽、温度及有无水肿;体表血管有无异常,有无颈静脉怒张和四肢浅静脉曲张;有无心肌炎、心脏瓣膜疾病、心绞痛、心肌梗死、心力衰竭。

(2)呼吸系统:胸廓形状;呼吸频率、深度、节律和形态(胸式/腹式呼吸);呼吸运动是否对称;有无呼吸困难、发绀、咳嗽、咳痰、哮鸣音、胸痛等;有无肺炎、肺结核、支气管扩张、慢性阻塞性肺病或长期吸烟史。

(3)泌尿系统:有无排尿困难、尿频、尿急;尿液的量、颜色、透明度及比重;有无肾功能不全、前列腺增生或急性肾炎。

(4)神经系统:有无头晕、头痛、眩晕、耳鸣、瞳孔不对等或步态不稳;有无意识障碍或颅内高压。

(5)血液系统:有无牙龈出血、皮下紫癜或外伤后出血不止。

(6)消化系统:有无黄疸、腹水、呕血、黑便、肝掌、蜘蛛痣等症状或体征,并通过实验室检查评估肝功能,了解有无增加手术危险性的因素,如肝功能不全和肝硬化等。

(7)内分泌系统:有无甲状腺功能亢进、糖尿病及肾上腺皮质功能不全。

2. 辅助检查

了解实验室各项检查结果,如血、尿、大便三大常规和血生化检查结果,了解 X 线、超声、CT 及 MRI 等影像学检查结果,以及心电图、内镜检查报告和特殊检查结果。

3. 手术耐受力

评估病人的手术耐受力。①耐受良好:全身情况较好、无重要内脏器官功能损害、疾病对全身影响较小者;②耐受不良:全身情况不良、重要内脏器官功能损害较严重,疾病对全身影响明显、手术损害大者。

(三)心理-社会状况

病人手术前难免有紧张、恐惧等情绪,或对手术及预后有多种顾虑,医护人员应给予鼓励和关怀,耐心解释手术的必要性及可能取得的效果、手术的危险性及可能发生的并发症,以及清醒状态下施行手术因体位造成的不适等,使病人以积极的心态配合手术和术后治疗与护理。另外,还要了解家庭成员、单位同事对病人的关心及支持程度;了解家庭的经济承受能力等。

【常见护理诊断/问题】

1. 焦虑/恐惧

与罹患疾病、接受麻醉和手术、担心预后及住院费用高、医院环境陌生等有关。

2. 营养失调:低于机体需要量

与疾病消耗、营养摄入不足或机体分解代谢增强等有关。

3. 睡眠型态紊乱

与疾病导致的不适、环境改变和担忧有关。

4. 知识缺乏

缺乏手术、麻醉相关知识及术前准备知识。

5. 体液不足

与疾病所致体液丢失、液体摄入量不足或体液在体内分布转移等有关。

【护理目标】

1. 病人情绪平稳,能配合各项检查和治疗。
2. 病人营养素摄入充分、营养状态改善。
3. 病人安静入睡,休息充分。
4. 病人对疾病有充分认识,能说出治疗及护理的相关知识及配合要点。
5. 病人体液得以维持平衡,无水、电解质及酸碱平衡失调,主要脏器灌注良好。

【护理措施】

(一)心理准备

1. 建立良好的护患关系

了解病人病情及需要,给予解释和安慰。通过适当的沟通技巧,取得病人信任,对待病人态度礼貌温和,尊重病人的权利和人格,为病人营造一个安全舒适的术前环境。

2. 心理支持和疏导

鼓励病人表达感受,倾听其诉说,帮助病人宣泄恐惧、焦虑等不良情绪;耐心解释手术的必要性,介绍医院技术水平及手术成功病例,增强病人对治疗成功的信心;动员病人的社会支持系统,使其感受到被关心和重视。

3. 认知干预

帮助病人正确认识病情,指导病人提高认知和应对能力,积极配合治疗和护理。

4. 健康教育

帮助病人认识疾病、手术的相关知识及术后用药的注意事项,向病人说明术前准备的必要性,逐步掌握术后配合技巧及康复知识,使病人对手术的风险及可能出现的并发症有足够的认识及心理准备。

(二)一般准备与护理

1. 饮食和休息

加强饮食指导,鼓励摄入营养丰富、易消化的食物。消除引起不良睡眠的诱因,创造安静舒适的环境,告知放松技巧,促进病人睡眠。病情允许者,适当增加白天活动,必要时遵医嘱予以镇静安眠药。

2. 适应性训练

①指导病人床上使用便盆,以适应术后床上排尿和排便;②教会病人自行调整卧位和床上翻身,以适应术后体位的变化;③部分病人还应指导其进行术中体位训练。

3. 合血和补液

拟行大、中手术前,遵医嘱做好血型鉴定和交叉配血试验,备好一定数量的浓缩红细胞或血浆。凡有水、电解质及酸碱平衡失调或贫血者,术前予以纠正。

4. 术前检查

遵医嘱协助病人完成术前各项心、肺、肝、肾功能及凝血时间、凝血酶原时间、血小板计数等检查,必要时监测有关凝血因子。

5. 预防感染

术前应采取措施增强病人的体质,及时处理已知感染灶,避免与其他感染者接触,严格遵循无菌技术原则,遵医嘱合理应用抗生素。预防性抗生素适用于:①涉及感染灶或切口接近感染区域的手术;②开放性创伤、创面已污染、创伤至实施清创的间隔时间长或难以彻底清创者;③操作时间长、创面大的手术;④胃肠道手术;⑤癌肿手术;⑥涉及大血管的手术;⑦植入人工制品的手术;⑧器官移植术。

6.呼吸道准备

①戒烟:吸烟者术前2周戒烟,防止呼吸道分泌物过多引起窒息。②深呼吸运动:指导胸部手术病人进行腹式呼吸训练,具体方法是先用鼻深吸气,尽量使腹部隆起,坚持3~5秒,呼气时缩唇,气体经口缓慢呼出。对腹部手术者,指导其进行胸式呼吸训练,胸式呼吸只是肋骨上下运动及胸部微微扩张,具体做法是先用鼻深吸气,使胸部隆起,略微停顿,然后由口呼气。③有效咳嗽:指导病人取坐位或半坐卧位,咳嗽时将双手交叉,手掌根部放在切口两侧,向切口方向按压,以保护伤口,先轻轻咳嗽几次,使痰松动,然后再深吸气后用力咳嗽,排出痰液。对于痰液黏稠病人,可采用雾化吸入,或服用药物使痰液稀薄,利于咳出;④控制感染:已有呼吸道感染者,术前给予有效治疗。

7.胃肠道准备

①成人择期手术前禁食8~12小时,禁饮4小时,以防麻醉或术中呕吐引起窒息或吸入性肺炎;②术前一般不限制饮食种类,消化道手术者,术前1~2日进食流质饮食;③术前一般无须放置胃管,但消化道手术或某些特殊疾病(如急性弥漫性腹膜炎、急性胰腺炎等),应放置胃管;④非肠道手术者,嘱其术前1晚排便,必要时使用开塞露或用肥皂水灌肠等方法促使残留粪便排出,以防麻醉后肛门括约肌松弛,粪便排出,增加污染机会;⑤肠道手术前3日开始做肠道准备;⑥幽门梗阻者,术前洗胃。

8.手术区皮肤准备

(1)洗浴:术前1日下午或晚上,清洁皮肤。细菌栖居密度较高的部位(如手、足),或不能接受强刺激消毒剂的部位(如面部、会阴部),术前可用氯己定(洗必泰)反复清洗。腹部手术者应注意脐部清洁。若皮肤上有油脂或胶布粘贴的残迹,用松节油或75%乙醇溶液擦净。

(2)备皮:手术区域若毛发细小,可不必剃毛;若毛发影响手术操作,手术前应予剃除。手术区皮肤准备范围包括切口周围至少15cm的区域,不同手术部位的皮肤准备范围可见表5-1和图5-1。

表 5-1　常见手术皮肤准备的范围

手术部位	备皮范围
颅脑手术	剃除全部头发及颈部毛发、保留眉毛
颈部手术	上自唇下,下至乳头水平线,两侧至斜方肌前缘
胸部手术	上自锁骨上及肩上,下至脐水平,包括患侧上臂和腋下,胸背均超过中线5cm 以上
上腹部手术	上自乳头水平,下至耻骨联合,两侧至腋后线
下腹部手术	上自剑突,下至大腿上 1/3 前内侧及会阴部,两侧至脑后线,剃除阴毛
腹股沟手术	上自脐平线,下至大腿上 1/3 内侧,两侧至腋后线,包括会阴部,剃除阴毛
肾手术	上自乳头平线,下至耻骨联合,前后均过正中线
会阴部及肛门手术	上自髂前上棘,下至大腿上 1/3,包括会阴部及臀部,剃除阴毛
四肢手术	以切口为中心包括上、下方各 20cm 以上,一般超过远、近端关节或为整个肢体

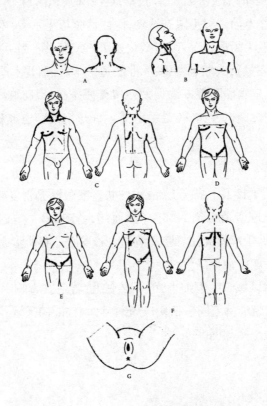

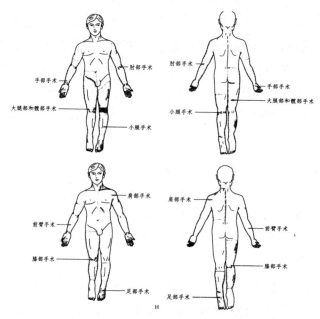

图5-1 各部位手术皮肤准备范围

A.颅脑手术;B.颈部手术;C.胸部手术(右);D.腹部手术;E.腹股沟手术;F.肾手术;G.会阴部及肛门手术;H.四肢手术

9. 术日晨护理

①认真检查、确定各项准备工作的落实情况;②体温升高或女性病人月经来潮时,应延迟手术;③进入手术室前,指导病人排尽尿液;预计手术时间将持续4小时以上及接受下腹部或盆腔内手术者,留置导尿管;④胃肠道及上腹部手术者,留置胃管;⑤遵医嘱予以术前用药;⑥拭去指甲油、口红等化妆品,取下活动性义齿、眼镜、发夹、手表、首饰和其他贵重物品;⑦备好手术需要的病历、影像学资料(X线、CT等)、特殊用药或物品等,随病人带入手术室;⑧与手术室接诊人员仔细核对病人、手术部位及名称等,做好交接;⑨根据手术类型及麻醉方式准备麻醉床,备好床旁用物,如负压吸引装置、输液架、心电监护仪、吸氧装置等。

(三)特殊准备与护理

1. 急症手术

在最短时间内做好急救处理的同时进行必要的术前准备,如立即输液,改善水、电解质及酸碱平衡失调状况。若病人处于休克状态,立即建立2条以上静脉通道,迅速补充血容量;尽快处理外伤伤口等。

2. 营养不良

生化检查人血白蛋白低于 30g/L、血清转铁蛋白低于 1.5mg/L、体重 1 个月内下降 5%者,存在营养不良。营养不良病人常伴低蛋白血症,可引起组织水肿,影响愈合;此外,营养不良者抵抗力低下,易并发感染。因此,术前尽可能行肠内或肠外营养支持,以利于术后组织修复和创口愈合,提高机体抵抗力。

3. 高血压

血压在 160/100mmHg 以下者可不做特殊准备。若血压高于 180/100mmHg,术前应选用合适的降压药物,使血压稳定在一定的水平,但不要求降至正常后才做手术。若原有高血压病史,在进入手术室时血压急骤升高者,应及时告知手术医师和麻醉师,根据病情和手术性质决定实施或延期手术。

4. 心脏疾病

伴有心脏疾病的病人,实施手术的死亡率明显高于非心脏病者,需要对心脏危险因素进行评估和处理,常用 Goldman 指数评估心源性死亡的危险性和危及生命的心脏并发症可能发生率(表 5-2)。对于年龄≥40 岁,施行非心脏手术的病人,心源性死亡的危险性和危及生命的心脏并发症发生率随总得分的增加而升高。0~5 分,危险性<1%;6~12 分,危险性 7%;13~25 分,危险性 13%,死亡率 2%;>26分,危险性 78%,死亡率 56%,只宜实施急救手术。

表 5-2　心脏病病人手术风险 Goldman 指数评分

临床情况	得分
第二心音奔马律或高静脉压	11
心肌梗死发病<6 个月	10
任何心电图>5 个室性期前收缩/分钟	7
最近心电图有非窦性节律或心房期前收缩	7
年龄>70 岁	5
急症手术	4
胸腔、腹腔、主动脉手术	3
显著主动脉瓣狭窄	3
总体健康状态差	3

5. 肺功能障碍

肺部疾病或预期实施肺切除术、食管或纵隔肿瘤切除术者,术前应评估肺功能。当 $PaO_2<60mmHg$ 和 $PaCO_2>45mmHg$，易引起肺部并发症;红细胞增多可能提示慢性低氧血症;若前肺功能显示,第 1 秒钟最大呼气量(forced expiratory volume in 1s,FEV1)<2L 时,可能发生呼吸困难,FEV1%<50%,提示重度肺功能不全,需要术后特殊监护和机械通气;针对急性呼吸系统感染者,若为择期手术应推迟至治愈后 1~2 周再行手术。若为急症手术,需用抗生素并避免吸入麻醉;重度肺功能不全并发感染者,必须采取积极措施改善其呼吸功能,待感染控制后再施行手术。

6. 肝疾病

手术创伤和麻醉都将加重肝脏负荷。术前做各项肝功能检查,了解病人术前肝功能情况。肝功能轻度损害者一般不影响手术耐受力;肝功能损害严重或濒于失代偿者,如有营养不良、腹水、黄疸等,或急性肝炎者,手术耐受力明显减弱,除急症抢救外,一般不宜手术。

7. 肾疾病

麻醉、手术创伤等都会加重肾负担。术前完善各项肾功能检查,了解病人术前肾功能情况。依据 24 小时内肌酐清除率和血尿素氮测定值可将肾功能损害分为轻度、中度、重度 3 度(表5-3)。轻、中度肾功能损害者,经过适当的内科处理多能较好地耐受手术;重度损害者需在有效透析治疗后才可耐受手术,但手术前应最大限度地改善肾功能。

表5-3　肾功能损害程度

测定法	肾功能损害		
	轻度	中度	重度
24 小时肌酐清除率(ml/min)	51~80	21~50	<20
血尿素氮(mmol/L)	7.5~14.3	14.6~25.0	25.3~35.7

8. 糖尿病

糖尿病病人易发生感染,术前应积极控制血糖及相关并发症(如心血管和肾病变)。①饮食控制血糖者,术前不需特殊准备。②口服降糖药者,应继续服用降糖药至手术前 1 日晚上,如果服用长效降糖药,应在术前 2~3 日停服。③平时用胰岛素注射者,术前应维持正常糖代谢,在手术日晨停用胰岛素。④禁食者需静脉输注葡萄糖加胰岛素维持血糖在正常或轻度升高状态(5.6~11.2mmol/L)。⑤伴有酮症酸中毒者如需接受急诊手术,应尽可能纠正酸中毒、血容量不足和水、电解质素乱。

9. 妊娠

妊娠病人患外科疾病需行手术治疗时,须将外科疾病对母体及胎儿的影响放在首位。如妊娠合并阑尾穿孔,胎儿病死率为 8.7%;并发弥漫性腹膜炎的妊娠晚期病人全部早产,胎儿病死率约为 35.7%。如果手术时机可以选择,妊娠中期相对安全。如果时间允许,术前应尽可能全面检查各系统、器官功能,特别是心、肾、肝、肺等功能,发现异常,术前应尽量纠正。需禁食时,从静脉补充营养,尤其是氨基酸和糖类,以保证胎儿的正常发育。确有必要时,允许行放射线检查,但必须加强必要的保护性措施,尽量使辐射剂量低于 0.05~0.1Gy。为治疗外科疾病而必须使用药物时,尽量选择对孕妇、胎儿安全性较高的药物,如镇痛药吗啡对胎儿呼吸有持久的抑制作用,可用哌替啶代替,但应控制剂量,且分娩前 2~4 小时内不用。

10. 凝血功能障碍

病人凝血功能障碍可能引起术中出血或术后血栓形成,除常规检查凝血功能外,还需询问病人及家属有无出血或血栓栓塞史,是否有出血倾向的表现,是否服用抗凝药物。如确定有凝血功能障碍,遵医嘱做相应的处理,如输注血小板或使用抗凝药物。对于使用抗凝药物者,应注意:①监测凝血功能;②术前 7 日停用阿司匹林,术前 2~3 日停用非甾体药物(如布洛芬),术前 10 日停用抗血小板药(如噻氯匹定和氯吡格雷);③术前使用华法林抗凝者,只要国际标准化比值维持在接近正常的水平,小手术可安全施行,大手术前 4~7 日停用华法林,但是血栓栓塞的高危病人在此期间应继续使用肝素;④择期大手术病人在手术前 12 小时内不使用大剂量低分子肝素,4 小时内不使用大剂量普通肝素;心脏外科病人手术 24 小时内不用低分子肝素;⑤在抗凝治疗期间需急诊手术者,一般需停止抗凝治疗,用肝素抗凝者,可用鱼精蛋白拮抗,用华法林抗凝者,可用维生素 K 和(或)血浆或凝血因子制剂拮抗。

(四)健康教育

健康教育的内容包括:①告知病人疾病相关的知识,使之理解手术的必要性;②告知麻醉、手术的相关知识,使之掌握术前准备的具体内容;③术前加强营养,注意休息和活动,提高抗感染能力;④注意保暖,预防上呼吸道感染;⑤戒烟,早晚刷牙,饭后漱口,保持口腔卫生;⑥指导病人进行术前适应性锻炼,包括呼吸功能锻炼、床上活动、床上使用便盆等。

【护理评价】

通过治疗与护理,病人是否:①情绪及心理状态平稳;②营养不良得以纠正;③睡眠良好;④对疾病有充分认识,能说出治疗及护理的相关知识及配合要点;⑤体液维持平衡,主要脏器功能处于良好状态。

第三节　手术后病人的护理

手术损伤可导致病人防御能力下降,术后伤口疼痛、禁食及应激反应等均可加重病人的生理、心理负担,不仅可能影响创伤愈合和康复过程,而且可能导致多种并发症的发生。手术后病人的护理重点是防治并发症,减少痛苦与不适,尽快恢复生理功能,促进康复。

【护理评估】

(一)术中情况

了解手术方式和麻醉类型,手术过程是否顺利,术中出血、输血、补液量以及留置引流管的情况等,以判断手术创伤大小及对机体的影响。

(二)身体状况

1. 一般状况

评估病人的体温、脉搏、呼吸、血压,同时观察意识状态。

2. 伤口状况

了解伤口部位及敷料包扎情况,有无渗血、渗液。

3. 引流管

了解引流管种类、数量、位置及作用,引流是否通畅,引流液的颜色、性状和量等。

4. 肢体功能

了解术后肢体感知觉恢复情况及四肢活动度。

5. 出入水量

评估术后病人尿量、各种引流的丢失量、失血量及术后补液量和种类等。

6. 营养状态

评估术后病人每日摄入营养素的种类、量和途径,了解术后体重变化。

7. 术后不适

了解有无伤口疼痛或术后活动性疼痛、恶心、呕吐、腹胀、呃逆、尿潴留等术后不适及不适的程度。

8. 术后并发症

评估有无术后出血、感染、伤口裂开、深静脉血栓形成等并发症及危险因素。

9. 辅助检查

了解血常规、尿常规、生化检查、血气分析等实验室结果,尤其注意尿比重、血清电解质、人血白蛋白及转铁蛋白的变化。

(三)心理-社会状况

评估术后病人及家属对手术的认识和看法,了解病人术后的心理感受,进一步评估有无引起术后心理变化的原因:①担心不良的病理检查结果、预后差或危及生命;②手术致正常生理结构和功能改变,担忧手术对今后生活、工作及社交带来不利影响,如截肢、结肠造口等;③术后出现伤口疼痛等各种不适;④身体恢复缓慢,出现并发症;⑤担忧住院费用昂贵,经济能力难以维持后续治疗。

【常见护理诊断/问题】

1. 疼痛

与手术创伤、特殊体位等因素有关。

2. 舒适的改变:疼痛、腹胀、尿潴留

与手术后卧床、留置各类导管和创伤性反应有关。

3. 有体液不足的危险

与手术导致失血、体液丢失、禁食禁饮、液体量补充不足有关。

4. 低效性呼吸型态

与术后卧床、活动量少、伤口疼痛、呼吸运动受限等有关。

5. 营养失调:低于机体需要量

与术后禁食、创伤后机体代谢率增高有关。

6. 焦虑与恐惧

与术后不适、担心预后差及住院费用等有关。

7.潜在并发症

术后出血、伤口感染或裂开、肺部感染、泌尿系统感染或深静脉血栓形成等。

【护理目标】

1.病人主诉疼痛减轻或缓解。

2.病人术后不适程度减轻。

3.病人体液平衡得以维持,循环系统功能稳定。

4.病人术后呼吸功能改善,血氧饱和度维持在正常范围。

5.病人术后营养状况得以维持或改善。

6.病人情绪稳定,能主动配合术后治疗和护理。

7.病人术后并发症得以预防,或得到及时发现和处理。

【护理措施】

(一)一般护理

1.安置病人

①与麻醉师和手术室护士做好床旁交接;②搬运病人时动作轻稳,注意保护头部、手术部位、各引流管和输液管道;③正确连接并固定各引流装置;④检查输液是否通畅;⑤遵医嘱给氧;⑥注意保暖,但避免贴身放置热水袋,以免烫伤。

2.体位

根据麻醉类型及手术方式安置病人体位。全麻未清醒者,取平卧位,头偏向一侧,使口腔分泌物或呕吐物易于流出,避免误吸。蛛网膜下隙阻滞麻醉者,应平卧或头低卧位6~8小时,防止脑脊液外渗而致头痛。硬脊膜外阻滞麻醉者平卧6小时后、局部麻醉及全身麻醉清醒者,可根据手术部位及病人状况调整体位:①颅脑手术者,如无休克或昏迷,可取15°~30°头高脚低斜坡卧位;②颈、胸部手术者,取高半坐卧位,以利于呼吸和引流;③腹部手术者,取低半坐卧位或斜坡卧位,以减少腹壁张力,便于引流,并可使腹腔渗血渗液流入盆腔,避免形成膈下脓肿;④脊柱或臀部手术者,取俯卧或仰卧位;⑤腹腔内有污染者,在病情许可的情况下,尽早改为半坐位或头高脚低位;⑥休克病人,取中凹卧位或平卧位;⑦肥胖病人取侧卧位,以利于呼吸和静脉回流。

3.病情观察

(1)生命体征及意识:中、小型手术病人,手术当日每小时测量1次脉搏、呼吸、血压,监测 6~8 小时至生命体征平稳。对大手术、全麻及危重病人,必须密切观察;每 15~30 分钟测量 1 次脉搏、呼吸、血压及瞳孔、神志,直至病情稳定,随后可改为每小时测量 1 次或遵医嘱定时测量,并做好记录。

(2)中心静脉压:如果手术中有大量血液、体液丢失,在术后早期应监测中心静脉压。

(3)出入水量:对于中等及较大手术,术后继续详细记录 24 小时出入水量;对于病情复杂的危重病人,留置尿管,观察并记录每小时尿量。

(4)其他:特殊监测项目需根据原发病及手术情况而定。呼吸功能或心脏功能不全者可采用 Swan-Ganz 导管以监测肺动脉压、肺动脉楔压及混合静脉血氧分压等;胰岛素瘤病人术后需定时监测血糖、尿糖;颅脑手术后病人监测颅内压及苏醒程度;血管疾病病人术后定时监测指(趾)端末梢循环状况等。

4.静脉补液

由于手术野的不显性液体丢失、手术创伤及术后禁食等原因,术后病人多需接受静脉输液直至恢复进食。术后输液的量、成分和输注速度,取决于手术的大小、器官功能状态和疾病严重程度。必要时遵医嘱输注血浆、浓缩红细胞等,以维持有效循环血量。

5.饮食护理

(1)非腹部手术:视手术大小、麻醉方法及病人的全身反应而定。体表或肢体的手术,全身反应较轻者,术后即可进食;手术范围较大,全身反应明显者,待反应消失后方可进食。局部麻醉者,若无任何不适,术后即可进食。椎管内麻醉者,若无恶心、呕吐,术后 3~6 小时可进食;全身麻醉者,应待麻醉清醒,无恶心、呕吐后方可进食。一般先给予流质,以后逐步过渡到半流质或普食。

(2)腹部手术:尤其消化道手术后,一般需禁食 24~48 小时,待肠道蠕动恢复、肛门排气后开始进食少量流质,逐步递增至全量流质,至第 5~6 日进食半流质,第 7~9 日可过渡到软食,第 10~12 日开始普食。术后留置空肠营养管者,可在术后第 2 日自营养管输注肠内营养液。

6.休息与活动

早期活动有利于增加肺活量、减少肺部并发症、改善血液循环、促进伤口愈合、预防深静脉血栓形成、促进肠蠕动恢复及减少尿潴留的发生。原则上应早期床上活动,争取在短期内下床活动。病人麻醉清醒后即可鼓励病人在床上做深呼吸、间歇翻身、四肢主动与被动活动等。活动时,固定好各导管,防跌倒,并予以协助。有特殊制动要求(如脊柱手术后)、休克、心力衰竭、严重感染、出血及极度衰弱的手术病人则不宜早期活动。

7.引流管护理

区分各引流管放置的部位和作用,并做好标记,妥善固定。保持引流通畅,若引流液黏稠,可通过负压吸引防止管道堵塞;术后经常检查引流管有无扭曲、压迫或堵塞。观察并记录引流液的量、性状和颜色,如有异常及时通知医师。如使用引流瓶,注意无菌操作,每日更换。熟悉各类引流管的拔管指征。①置于皮下等浅表部位的乳胶片一般术后1~2日拔除;②烟卷引流一般术后3日拔除;③作为预防性引流渗血的腹腔引流管,若引流液甚少,可于术后1~2日拔除;若作为预防性引流渗液用,则需保留至所预防的并发症可能发生的时间后再拔除,一般为术后5~7日;④胸腔闭式引流管通常经体格检查及胸部X线证实肺膨胀良好方可拔除;⑤胃肠减压管在肠功能恢复、肛门排气后拔除。其他引流管视具体情况而定。

8.手术伤口护理

观察伤口有无渗血、渗液,伤口及周围皮肤有无发红及伤口愈合情况,及时发现伤口感染、伤口裂开等异常。保持伤口敷料清洁干燥,并注意观察术后伤口包扎是否限制胸、腹部呼吸运动或指(趾)端血液循环。对躁动、昏迷病人及不合做患儿,可适当使用约束带并防止敷料脱落。

(1)外科手术切口的分类:根据外科手术切口微生物污染情况,外科手术切口分为清洁切口、清洁-污染切口、污染切口、感染切口。

1)清洁切口(Ⅰ类切口):手术未进入感染炎症区,未进入呼吸道、消化道、泌尿生殖道及口咽部位。

2)清洁-污染切口(Ⅱ类切口):手术进入呼吸道、消化道、泌尿生殖道及口咽部位,但不伴有明显污染。

3)污染切口(Ⅲ类切口):手术进入急性炎症但未化脓区域;开放性创伤手术;胃肠道、尿路、胆道内容物及体液有大量溢出污染;术中有明显污染(如开胸心脏按压)。

4)感染切口:有失活组织的陈旧创伤手术;已有临床感染或脏器穿孔的手术。

(2)切口愈合等级

1)甲级愈合:用"甲"字代表,指愈合良好,无不良反应。

2)乙级愈合:用"乙"字代表,指愈合处有炎症反应,如红肿、硬结、血肿、积液等,但未化脓。

3)丙级愈合:用"丙"字代表,指切口化脓,需要做切开引流等处理。

按照上述分类、分级方法记录切口的愈合。如"Ⅰ/甲"(即清洁切口甲级愈合)或"Ⅱ/乙"等;当切口处理不当时,Ⅰ类切口亦可成为丙级愈合,相反,Ⅲ类切口处理恰当,也可能得到甲级愈合,记为"Ⅲ/甲"。

(3)缝线拆除时间:根据切口部位、局部血液供应情况和病人年龄、营养状况决定。一般头、面、颈部为术后4~5日拆除,下腹部、会阴部为术后6~7日拆除,胸部、上腹部、背部和臀部为术后7~9日拆除,四肢为术后10~12日(近关节处可适当延长)拆除,减张缝线为术后14日拆除。青少年病人拆线时间可以适当缩短,年老、营养不良者拆线时间适当延迟,切口较长者先间隔拆线,1~2日后再将剩余缝线拆除。用可吸收缝线行美容缝合者可不拆线。

9. 其他

做好口腔、皮肤等基础护理,保持口腔、皮肤的清洁,预防感染。

(二)术后不适的护理

1. 疼痛

(1)原因:麻醉作用消失后,病人开始感觉切口疼痛,在术后24小时内最剧烈,2~3日后逐渐减轻。另外,病人术后咳嗽、深呼吸、下床行走和关节功能锻炼时可引起术后活动性疼痛,剧烈疼痛可影响各器官的正常生理功能和病人休息。

(2)护理:①观察病人疼痛的时间、部位、性质和规律;②鼓励病人表达疼痛的感受,简单解释切口疼痛的规律;③尽可能满足病人对舒适的需要,如协助变换体位,减少压迫等;④指导病人正确运用非药物镇痛方法,减轻机体对疼痛的敏感性,如分散注意力等;⑤大手术后1~2日内,可持续使用病人自控镇痛泵进行止痛。病人自控镇痛(patient controlled analgesia,PCA)是指病人感觉疼痛时,通过按压计算机控制的微量泵按钮,向体内注射事先设定的药物剂量进行镇痛,给药途径以静脉、硬膜外最为常见,常用药物有吗啡、芬太尼、曲马朵或合用非甾体消炎药等;⑥遵医嘱给予镇静、镇痛药,如地西泮、布桂嗪(强痛定)、哌替啶等;⑦在指导病人开展功能活动前,一方面告知其早期活动的重要性,取得配合,另一方面还要根据病人的身体状况,循序渐进地指导其开展功能活动,若病人因疼痛无法完成某项功能活动时,及时终止该活动并采取镇痛措施。

2. 发热

是术后病人最常见的症状。由于手术创伤的反应,术后病人的体温可略升高0.1~1℃,一般不超过38℃,称之为外科手术热或吸收热,术后1~2日逐渐恢复正常。

（1）原因：术后 24 小时内的体温过高（>39℃），常为代谢性或内分泌异常、低血压、肺不张或输血反应等。术后 3~6 日的发热或体温降至正常后再度发热，应警惕继发感染的可能，如手术切口、肺部及尿路感染等。如果发热持续不退，要密切注意是否因更为严重的并发症所引起，如体腔内术后残余脓肿等。

（2）护理：①监测体温及伴随症状；②及时检查切口部位有无红、肿、热、痛或波动感；③遵医嘱应用退热药物或（和）物理降温；④结合病史进行胸部 X 线、超声、CT、切口分泌物涂片和培养、血培养、尿液检查等，寻找病因并针对性治疗。

3. 恶心、呕吐

（1）原因：①最常见的原因是麻醉反应，待麻醉作用消失后症状常可消失；②开腹手术对胃肠道的刺激或引起幽门痉挛；③药物影响，常见的如环丙沙星类抗生素、单独静脉使用复方氨基酸、脂肪乳剂等；④严重腹胀；⑤水、电解质及酸碱平衡失调等。

（2）护理：①呕吐时，头偏向一侧，及时清除呕吐物；②使用镇痛泵者，暂停使用；③行针灸治疗或遵医嘱给予止吐药物、镇静药物及解痛药物；④持续性呕吐者，应查明原因并处理。

4. 腹胀

（1）原因：术后早期腹胀是由于胃肠蠕动受抑制所致，随胃肠蠕动恢复即可自行缓解。若术后数日仍未排气且兼有腹胀，可能是腹膜炎或其他原因所致的肠麻痹。若腹胀伴有阵发性绞痛、肠鸣音亢进，可能是早期肠粘连或其他原因所引起的机械性肠梗阻，应做进一步检查。

（2）护理：①胃肠减压、肛管排气或高渗溶液低压灌肠等；②协助病人多翻身、下床活动；③遵医嘱使用促进肠蠕动的药物，如新斯的明肌内注射；④若是因腹腔内感染，或机械性肠梗阻导致的腹胀，非手术治疗不能改善者，做好再次手术的准备。

5. 尿潴留

对术后 6~8 小时尚未排尿或虽排尿但尿量较少者，应在耻骨上区叩诊检查，明确有无尿潴留。

（1）原因：①合并有前列腺增生的老年病人；②蛛网膜下隙麻醉后或全身麻醉后，排尿反射受抑制；③切口疼痛引起后尿道括约肌和膀胱反射性痉挛，尤其是骨盆及会阴部手术后；④手术对膀胱神经的刺激；⑤病人不习惯床上排尿；⑥镇静药物用量过大或低血钾等。

（2）护理：①稳定病人情绪，采用诱导排尿法，如变换体位、下腹部热敷或听流水声等；②遵医嘱采用药物、针灸治疗；③上述措施无效时在无菌操作下导尿，一次放尿不超过1000ml，尿潴留时间过长或导尿时尿量超过500ml者，留置导尿管1~2日。

6. 呃逆

（1）原因：可能是神经中枢或膈肌直接受刺激所致，多为暂时性。

（2）护理：①术后早期发生者，压迫眶上缘，抽吸胃内积气、积液；②遵医嘱给予镇静或解痉药物；③上腹部手术后出现顽固性呃逆者，要警惕吻合口漏或十二指肠残端漏、膈下积液或感染的可能，做超声检查可明确病因。一旦明确，配合医师处理；④未查明原因且一般治疗无效时，协助医师行颈部膈神经封闭治疗。

（三）术后并发症的护理

术后并发症可分为2类，一类是各种手术都可能发生的并发症，将在本节重点介绍；另一类是与手术方式相关的特殊并发症，将在相应章节予以介绍。

1. 术后出血

可发生于手术切口、空腔脏器及体腔内。病人出现心动过速、血压下降、尿量减少等休克或休克代偿期的表现，引流液量多且颜色鲜红。

（1）原因：术中止血不完善、创面渗血未完全控制、原先痉挛的小动脉断端舒张、结扎线脱落、凝血功能障碍等是术后出血的常见原因。

（2）护理：①严密观察病人生命体征、手术切口，若切口敷料被血液渗湿，可怀疑为手术切口出血，应打开敷料检查切口以明确出血状况和原因；②注意观察引流液的性状、量和颜色变化。如胸腔手术后，若胸腔引流血性液体持续超过100ml/h，提示有内出血；③未放置引流管者，可通过密切的临床观察，评估有无低血容量性休克的早期表现，如烦躁、心率增快（常先于血压下降）、尿量少、中心静脉压低于5cmH$_2$O（0.49kPa）等，特别是在输入足够的液体和血液后，休克征象仍未改善或加重，或好转后又恶化，都提示有术后出血；④腹部手术后腹腔内出血，早期临床表现不明显，只有通过密切的临床观察，必要时行腹腔穿刺，才能明确诊断；⑤少量出血时，一般经更换切口敷料、加压包扎或全身使用止血剂即可止血；出血量大时，应加快输液速度，遵医嘱输血或血浆，做好再次手术止血准备。

2. 切口并发症

（1）切口裂开：多见于腹部及肢体邻近关节部位。常发生于术后1周左右或拆除皮肤缝线后24小时内。病人在一次突然用力或有切口的关节伸屈幅度较大时，自觉切口剧痛,随即有淡红色液体自切口流出,浸湿敷料。切口裂开可分为全层裂开和深层裂开而皮肤缝线完整的部分裂开。腹部切口全层裂开可有内脏脱出。

1)原因:营养不良者组织愈合能力差、缝合不当、切口感染或腹内压突然增高,如剧烈咳嗽、喷嚏、呕吐或严重腹胀等。

2)护理:①预防:对年老体弱、营养状况差、估计切口愈合不良者,术前加强营养支持;对估计发生此并发症可能性大者,在逐层缝合腹壁切口的基础上,加用全层腹壁减张缝线,术后用腹带适当加压包扎切口,减轻局部张力,延迟拆线时间;及时处理和消除慢性腹内压增高的因素;手术切口位于肢体关节部位者,拆线后避免大幅度动作。②处理:一旦发生大出血,立即平卧,稳定病人情绪,避免惊慌,告知病人勿咳嗽和进食进饮;凡肠管脱出者,切勿将其直接回纳至腹腔,以免引起腹腔感染,用无菌生理盐水纱布覆盖切口,用腹带轻轻包扎,与医师联系,立即送往手术室重新缝合。

(2)切口感染:若术后3~4日,切口疼痛加重,切口局部有红、肿、热、压痛或波动感等,伴有体温升高、脉率加快和白细胞计数升高,可怀疑为切口感染。

1)原因:切口内留有无效腔、血肿、异物或局部组织供血不良,合并有贫血、糖尿病、营养不良或肥胖等。

2)护理:①预防:术中严格遵守无菌原则、严密止血,防止残留无效腔、血肿或异物等;保持伤口清洁、敷料干燥;加强营养支持,增强病人抗感染能力;遵医嘱合理使用抗生素;术后密切观察手术切口情况。②处理:感染早期给予局部理疗,使用有效抗生素;化脓切口需拆除部分缝线,充分敞开切口,清理切口后,放置凡士林油纱条(布)引流脓液,定期更换敷料,争取二期愈合;若需行二期缝合,做好术前准备。

3.呼吸系统并发症

(1)肺部感染:常发生在胸部、腹部大手术后,特别是高龄、有长期吸烟史、术前合并呼吸道感染者。

1)原因:术后呼吸运动受限、呼吸道分泌物积聚及排出不畅是引起术后肺部感染的主要原因。

2)护理:①保持病室适宜温度(18~22℃)、湿度(50%~60%),维持每日液体摄入量在2000~3000ml;②术后卧床期间鼓励病人每小时重复做深呼吸5~10次,协助其翻身、叩背,促进气道内分泌物排出;③教会病人保护切口和有效咳嗽、咳痰的方法,即用双手按住季肋部或切口两侧以限制咳嗽时胸部或腹部活动幅度,保护手术切口并减轻因咳嗽震动引起的切口疼痛,在数次短暂的轻微咳嗽后,再深吸气用力咳痰,并做间断深呼吸;④协助病人取半卧位,病情许可尽早下床活动;⑤痰液黏稠者予以雾化吸入;⑥遵医嘱应用抗生素及祛痰药物。

(2)肺栓塞:是由内源性或外源性的栓子堵塞肺动脉的主干或分支,引起肺血液循环障碍的临床和病理生理综合征,包括肺血栓栓塞症、脂肪栓塞综合征、肿瘤栓塞、羊水栓塞、空气栓塞和细菌栓塞。

1)原因:引起术后肺栓塞的因素较多,常见于年龄>50岁、下肢静脉血栓形成、创伤、软组织损伤、心肺疾病、肥胖、某些血液病等情况。

2)护理:①密切监测生命体征,绝对卧床休息;②遵医嘱合理使用溶栓和抗凝药物治疗;③呼吸支持,给予吸氧,必要时予以气管插管及机械通气;④适当给予镇静镇痛药物缓解病人的焦虑和恐惧症状。

4.泌尿系统并发症

泌尿系统感染常见,常起自膀胱,若上行感染可引起肾盂肾炎。急性膀胱炎主要表现为尿频、尿急、尿痛,伴或不伴有排尿困难,一般无全身症状。急性肾盂肾炎多见于女性,表现为畏寒、发热、肾区疼痛等。

(1)原因:因长期留置导尿管或反复多次导尿、身体抵抗力差等所致。

(2)护理:①留置导尿管者,严格遵守无菌原则;②鼓励病人多饮水,保持尿量在1500ml/d以上;③观察尿液,留取尿标本并及时送检,根据尿培养及药物敏感试验结果选用有效抗生素控制感染。

5.消化道并发症

常见急性胃扩张、肠梗阻等并发症。腹腔手术后胃肠道功能的恢复一般在术后12~24小时开始,此时可闻及肠鸣音;术后48~72小时整个肠道蠕动可恢复正常,肛门排气、排便。预防措施:①胃肠道手术前留置胃管;②维持水、电解质和酸碱平衡,及早纠正低血钾、酸中毒等;③术后禁食、胃肠减压;④取半卧位,按摩腹部;⑤尽早下床活动。

6.深静脉血栓

多见于下肢。起初病人常感腓肠肌疼痛和紧束,或腹股沟区出现疼痛和压痛,继而出现下肢凹陷性水肿,沿静脉走行有触痛,可扪及条索变硬的静脉。一旦血栓脱落可引起肺栓塞,导致死亡。

(1)原因:①术后腹胀、长时间制动、卧床等引起下腔及髂静脉回流受阻(特别是老年及肥胖病人)、血流缓慢;②手术、外伤、反复穿刺置管或输注高渗性液体、刺激性药物等致血管壁和血管内膜损伤;③手术导致组织破坏、癌细胞的分解及体液的大量丢失致血液凝集性增加等。

（2）护理

1）预防：鼓励病人术后早期下床活动；卧床期间进行肢体的主动和被动运动；按摩下肢比目鱼肌和腓肠肌，促进血液循环；术后穿弹力袜以促进下肢静脉回流；对于血液处于高凝状态者，可预防性口服小剂量阿司匹林或复方丹参片。

2）处理：①严禁经患肢静脉输液及局部按摩，以防血栓脱落；②抬高患肢、制动，局部50%硫酸镁湿敷，配合理疗和全身性抗生素治疗；③遵医嘱静脉输注低分子右旋糖酐和复方丹参溶液，以降低血液黏滞度，改善微循环；④血栓形成3日内，遵医嘱使用溶栓剂（首选尿激酶）及抗凝剂（肝素、华法林）进行治疗。

7. 压疮

是术后常见的皮肤并发症。

（1）原因：术后病人由于切口疼痛、手术特殊要求需长期卧床，局部皮肤组织长期受压，同时受到汗液、尿液、各种引流液等的刺激以及营养不良、水肿等原因，导致压疮的发生率较高。

（2）护理

1）预防：①定时翻身，每2小时翻身1次；②正确使用石膏、绷带及夹板；③保持病人皮肤及床单清洁干燥，使用便盆时协助病人抬高臀部；④协助并鼓励病人坚持每日进行主动或被动运动，鼓励早期下床；⑤给予营养支持；⑥使用翻身枕、气垫床或水胶体敷料等预防压疮。

2）处理：①去除致病原因。②小水疱未破裂可自行吸收；大水疱在无菌操作下用注射器抽出疱内液体，再用无菌敷料包扎。③浅表溃疡用透气性好的保湿敷料覆盖；坏死溃疡者，清洁创面、去除坏死组织，保持引流通畅。

（四）心理护理

加强巡视，建立相互信任的护患关系，鼓励病人说出自身想法，明确其心理状态，给予适当的解释和安慰；满足其合理需要，提供有关术后康复、疾病方面的知识，帮助病人缓解术后不适；帮助病人建立疾病康复的信心，告知其配合治疗与护理的要点；鼓励病人加强生活自理能力，指导病人正确面对疾病及预后。

（五）健康教育

1. 休息与活动

保证充足的睡眠，活动量按照循序渐进的原则，从少到多、从轻到重，若出现不适症状，嘱咐病人及时就医。

2. 康复锻炼

告知病人康复锻炼的知识,指导术后康复锻炼的具体方法。

3. 饮食与营养

恢复期病人合理摄入均衡饮食,避免辛辣刺激食物。

4. 用药指导

需继续治疗者,遵医嘱按时、按量服药,定期复查肝、肾功能。

5. 切口处理

伤口拆线后用无菌纱布覆盖 1~2 日,以保护局部皮肤。若带开放性切口出院者,将门诊换药时间及次数向病人及家属交代清楚。

6. 定期复诊

告知病人恢复期可能出现的症状,有异常立即返院检查。一般手术后 1~3 个月门诊随访 1 次,以评估和了解康复过程及伤口愈合情况。

【护理评价】

通过治疗与护理,病人是否:①疼痛减轻;②术后不适如腹胀、尿潴留等减轻;③体液维持平衡;④呼吸功能改善;⑤营养状况改善;⑥情绪稳定,能配合术后治疗和护理;⑦并发症得以预防,或得到及时发现和处理。

第六章 外科感染病人的护理

第一节 概 述

感染是指病原体入侵机体引起的局部或全身炎症反应。外科感染是指需要外科治疗的感染,包括组织损伤、手术、空腔器官梗阻、器械检查、留置导管等并发的感染。外科感染的特点为:①感染多与创伤、手术有关;②常为多种细菌引起的混合感染;③大部分感染病人有明显而突出的局部症状和体征,严重时可有全身表现;④感染常集中于局部,发展后可导致化脓、坏死等,常需手术或换药处理。

【分类】

外科感染的病原菌种类多,可侵及人体不同部位的组织器官,引起多种病变。临床可按照致病原菌种类和病变性质、病程及发生情况进行分类。

(一)按病原菌的种类和病变性质分类

1. 非特异性感染

也称化脓性感染或一般性感染,大多数外科感染属于此类,如疖、痈、丹毒、急性乳腺炎、急性阑尾炎、急性腹膜炎等。常见的致病菌有葡萄球菌、链球菌、大肠埃希菌、变形杆菌、铜绿假单胞菌、拟杆菌等。感染可由单一病原菌引起,也可由几种病原菌共同作用形成混合感染。病变通常先有急性炎症反应,如红、肿、热、痛和功能障碍,继而进展为局部化脓。

2. 特异性感染

是由结核分枝杆菌、破伤风梭菌、产气荚膜梭菌、炭疽杆菌、白色念珠菌等特异性病原菌引起的感染。因致病菌不同,可有独特的表现。

(二)按病程分类

根据病程长短可分为急性、亚急性和慢性感染。病程在 3 周以内为急性感染;病程超过 2 个月为慢性感染;介于急性与慢性感染之间为亚急性感染。

（三）其他分类

1. 按病原菌的入侵时间分类

分为原发性感染和继发性感染。由伤口直接污染造成的感染为原发性感染；在伤口愈合过程中发生的感染为继发性感染。

2. 按病原菌的来源分类

分为外源性感染和内源性感染。病原菌由体表或外环境侵入体内造成的感染称外源性感染；由原存体内（如肠道、胆道、肺或阑尾等）的病原菌造成的感染称内源性感染，亦称自身感染。

3. 按感染发生的条件分类

可分为机会感染、二重感染和医院内感染等。

【病因】

外科感染发生的原因包括两个方面，即病原菌的致病因素和机体的易感因素。

（一）病原菌的致病因素

外科感染的发生与病原菌的数量和毒力有关。所谓毒力是指病原菌形成毒素或胞外酶的能力及入侵、穿透和繁殖的能力。

1. 黏附因子

病原菌侵入人体后产生的黏附因子有利于其附着于组织细胞并入侵。有些病原菌有荚膜或微荚膜，能抗拒吞噬细胞吞噬或杀菌作用而在组织内生长繁殖，并导致组织细胞损伤。

2. 病菌毒素

多种病菌可释放胞外酶、外毒素、内毒素，统称病菌毒素。这些毒素可导致感染扩散、组织结构破坏、细胞功能损害和代谢障碍等，是引起临床症状和体征的重要因素。

3. 数量与增殖速率

侵入人体组织的病原菌数量越多，增殖速度越快，导致感染的概率越高。

（二）机体的易感因素

正常情况下，人体天然免疫和获得性免疫共同参与抗感染的防御机制，当某些局部因素或全身因素导致这些防御机制受损时，就可能引起感染。

1. 局部因素

①皮肤或黏膜破损,如开放性创伤、烧伤、胃肠穿孔、手术、穿刺等使屏障破坏,病原菌易于入侵。②管腔阻塞,使内容物淤积,细菌大量繁殖而侵入组织,如阑尾腔和乳腺导管阻塞、肠梗阻、胆道梗阻、尿路梗阻等。③留置于血管或体腔内的导管处理不当,为病原菌侵入开放了通道,如静脉导管、脑室引流管等。④异物与坏死组织的存在,可抑制吞噬细胞功能,如内固定器材、假体植入、外伤性异物等。⑤局部组织血供障碍或水肿、积液,降低了组织防御和修复的能力;局部组织缺氧不仅抑制吞噬细胞的功能,还有助于致病菌的生长,如血栓闭塞性脉管炎、大隐静脉曲张、切口积液、压疮等。

2. 全身因素

凡能引起全身抗感染能力下降的因素均可促使感染的发生:①严重损伤或休克;②糖尿病、尿毒症、肝硬化等慢性消耗性疾病;③长期使用肾上腺皮质激素、免疫抑制剂、抗肿瘤化学药物和放射治疗;④严重营养不良、贫血、低蛋白血症、白血病或白细胞过少等;⑤先天性或获得性免疫缺陷,如艾滋病;⑥高龄老人与婴幼儿抵抗力差,属于易感人群。

【病理生理】

(一)炎症反应

致病菌侵入组织并繁殖,产生多种酶与毒素,并激活凝血、补体、激肽系统以及血小板和巨噬细胞等,产生大量炎症介质,引起血管扩张与通透性增加;白细胞和巨噬细胞进入感染部位发挥吞噬作用,单核-巨噬细胞通过释放促炎细胞因子协助炎症及吞噬过程,渗出液中的抗体与细菌表面抗原结合,激活补体,参与炎症反应。炎症反应使入侵的微生物局限化,最终被清除,同时局部出现红、肿、热、痛等炎症的特征性表现。部分炎症介质、细胞因子和病菌毒素等也可进入血流,引起全身炎症反应,导致全身血管扩张,血流增加(高血流动力学状态)以及全身水肿。全身炎症反应介导的组织特异性破坏是多器官功能障碍发生发展的直接机制。

(二)感染的结局

感染的演变与结局取决于致病菌的种类、数量和毒性,机体抵抗力,感染的部位以及治疗护理措施是否得当等,可能出现以下结局。

1. 炎症消退

当机体抵抗力较强、抗生素治疗及时和有效时,吞噬细胞和免疫成分能较快地抑制病原菌,清除组织细胞崩解产物与死菌,使炎症消退,感染痊愈。

2. 炎症局限

当机体抵抗力占优势时,感染可被局限化,组织细胞崩解物和渗液可形成脓性物质,积聚于创面和组织间隙,形成脓肿。经有效治疗,小的脓肿可以吸收消退;较大的脓肿破溃或经手术引流后感染好转,感染部位长出肉芽组织、形成瘢痕而痊愈。

3. 炎症扩散

病菌毒性大、数量多和(或)机体抵抗力较差时,感染难以控制并向感染灶周围或经淋巴、血液途径迅速扩散,导致全身性外科感染,如菌血症或脓毒症,严重者可危及生命。

4. 转为慢性炎症

致病菌大部分被消灭,但尚有少量残存;在机体抵抗力与致病菌毒力相持的情况下,组织炎症持续存在,局部中性粒细胞浸润减少、成纤维细胞和纤维细胞增加,变为慢性炎症。一旦机体抵抗力降低,致病菌可再次繁殖,感染可重新急性发作。

【临床表现】

1. 局部表现

急性炎症局部有红、肿、热、痛和功能障碍的典型表现。体表或较表浅化脓性感染均有较明显的局部疼痛和触痛,皮肤肿胀、发红、温度升高,还可出现肿块、硬结或脓肿。体表脓肿形成后,触之有波动感。深部脓肿穿刺可抽出脓液。慢性感染可出现局部肿胀或硬结,但疼痛多不明显。

2. 全身表现

随感染轻重而表现不一。感染轻者可无全身症状,感染重者常有发热、呼吸心跳加快、头痛乏力、全身不适、食欲减退等表现。严重感染导致脓毒症时可出现神志不清、尿少、乳酸血症等器官灌注不足的表现,甚至出现感染性休克和多器官功能障碍等。

3. 器官系统功能障碍

感染侵及某一器官时,该器官或系统出现功能异常,可出现相应表现。如泌尿系统感染时有尿频、尿急、尿痛;胆道感染或肝脓肿时,出现腹痛和黄疸;急性阑尾炎时常有恶心呕吐等。

4. 特殊表现

特异性感染者可出现特殊的临床表现,如破伤风有肌强直性痉挛,气性坏疽和其他产气菌感染局部出现皮下捻发音等。

【辅助检查】

1. 实验室检查

白细胞计数及分类测定是最常用的检查,白细胞计数$>12\times10^9$/L 或$<4\times10^9$/L 或出现未成熟的白细胞,常提示感染严重;病程较长的重症病人可有红细胞计数和血红蛋白减少。血、尿、痰、分泌物、渗出物、脓液或穿刺液做涂片、细菌培养及药物敏感试验,可明确致病菌种类。

2. 影像学检查

超声检查用于探测肝、胆、胰、肾、阑尾、乳腺等的病变及胸腔、腹腔、关节腔内有无积液。X 线检查适用于检测胸腹部或骨关节病变,如肺部感染、胸腔积液或积脓等。CT 和 MRI 有助于诊断实质性器官的病变,如肝脓肿等。

【处理原则】

局部治疗与全身治疗并重。消除感染病因,祛除毒性物质(脓液和坏死组织),增强抗感染能力和促进组织修复。

(一)局部治疗

1. 保护感染部位

局部制动,避免受压,抬高患处,必要时可用夹板或石膏夹板固定,以免感染扩散。

2. 物理疗法

可局部热敷、超短波或红外线辐射治疗等,改善局部血液循环,促进炎症局限、吸收或消退。

3. 局部用药

浅表的急性感染在未形成脓肿阶段可选用鱼石脂软膏、金黄散等外敷,组织肿胀明显者可予 50%硫酸镁溶液湿热敷,以促进局部血液循环,加速肿胀消退和感染局限化。

4. 手术治疗

感染形成脓肿时,需手术切开引流,深部脓肿可在超声引导下穿刺引流。脏器感染或已发展为全身性感染时应积极处理感染病灶或切除感染组织。

(二)全身治疗

1. 应用抗生素

小范围或较轻的局部感染,可不用或仅口服抗生素,较重或有扩散趋势的感染,需全身用药。早期可根据感染部位、临床表现及脓液性状估计致病菌的种类,选用适当的抗生素。获得细菌培养和药物敏感试验结果后,根据检查结果选用敏感抗生素。

2. 支持疗法

①保证病人有充足的休息和睡眠,保持良好的免疫防御能力;②及时补液,维持体液平衡;③加强营养,给予高能量、高维生素、高蛋白、易消化的饮食。对不能进食、明显摄入不足或高分解代谢者,酌情提供肠内或肠外营养支持。严重感染者可输注血浆、白蛋白、丙种球蛋白或少量多次输注新鲜血液等,提高机体免疫防御能力。

3. 对症治疗

全身中毒症状严重者,在大量应用抗生素的同时,可短期使用糖皮质激素,以改善一般状况,减轻中毒症状;出现感染性休克者,应给予抗休克治疗;高热病人给予物理或药物降温,减少身体的消耗;体温过低时注意保暖;疼痛剧烈者,给予镇痛药物;抽搐者给予镇静解痉药物;合并糖尿病者,给予降糖药物控制血糖。

第二节　浅部组织的化脓性感染

浅部软组织的化脓性感染是指发生于皮肤、皮下组织、淋巴管、淋巴结、肌间隙及其周围疏松结缔组织等处的由化脓性致病菌引起的各种感染。

一、疖

疖是指单个毛囊及其周围组织的化脓性感染,好发于毛囊及皮脂腺丰富的部位,如头面部、颈项、背部、腋窝及腹股沟等处。致病菌大多为金黄色葡萄球菌或表皮葡萄球菌。多个疖同时或反复发生在身体各部,称为疖病。

【病因与病理】

疖常与皮肤不洁、局部擦伤、皮下毛囊与皮脂腺分泌物排泄不畅或机体抵抗力降低有关。正常皮肤的毛囊和皮脂腺常有细菌存在,但只有在全身或局部抵抗力降低时,细菌才迅速繁殖并产生毒素,引起疖肿。因金黄色葡萄球菌多能产生血浆凝固酶,可使感染部位的纤维蛋白原转变为纤维蛋白,从而限制了细菌的扩散,炎症多表现为局限性、有脓栓形成。

【临床表现】

1.局部表现

初起时,局部皮肤出现红、肿、热、痛的小硬结。数日后肿痛范围扩大,小硬结中央组织坏死、软化,出现黄白色的脓栓,触之稍有波动感,继而脓栓脱落、破溃,待脓液流尽后炎症逐渐消退。

2.全身表现

疖一般无明显的全身症状。但若发生在血液丰富的部位,或全身抵抗力减弱时,可有全身不适、畏寒、发热、头痛和厌食等毒血症状。鼻、上唇及周围所谓"危险三角区"的面疖如被挤压或处理不当,致病菌可沿内眦静脉和眼静脉向颅内扩散,引起化脓性海绵状静脉窦炎,出现颜面部进行性肿胀,伴寒战、高热、头痛、呕吐甚至昏迷等症状,病情严重,可危及生命。

【处理原则】

1.局部治疗

早期未溃破的炎性结节可用热敷、超短波照射等物理疗法,亦可外涂碘酊、鱼石脂软膏或金黄散。出现脓头时,可用碘酊点涂局部;脓肿形成时,应及时切开排脓,以呋喃西林湿纱条或以化腐生肌的中药膏外敷。未成熟的疖,切勿挤压,以免引起感染扩散。

2.全身治疗

全身症状明显、面部疖或并发急性淋巴管炎和淋巴结炎者,应给予抗生素治疗。

【护理措施】

1. 控制感染

（1）局部处理：保持疖周围皮肤清洁；避免挤压未成熟的疖，尤其是"危险三角区"的疖，防止感染扩散；对脓肿切开引流者，在严格无菌操作下，及时更换敷料。

（2）病情观察：观察体温变化，注意有无寒战、高热、头痛、头晕、意识障碍等症状；注意有无白细胞计数升高、血细菌培养阳性等全身性化脓性感染征象。

（3）用药护理：遵医嘱及早合理应用抗生素，协助行细菌培养和药物敏感试验。

2. 提高机体抵抗力

注意休息，加强营养，鼓励进食高能量、高蛋白、丰富维生素的饮食，提高机体抵抗力。

3. 维持正常体温

高热病人给予物理或药物降温，鼓励病人多饮水。

4. 健康教育

注意个人卫生，保持皮肤清洁；炎热环境中要勤洗澡，及时更换衣服；对免疫力差的老年人、婴幼儿及糖尿病病人应加强防护。

二、痈

痈是指相邻近的多个毛囊及周围组织的急性化脓性感染，也可由多个疖融合而成。好发于颈部、背部等皮肤厚韧的部位，也可见于上唇、腹壁的软组织。致病菌主要为金黄色葡萄球菌。常见于成年人尤其是糖尿病及免疫力低下的病人。

【病因与病理】

痈的发生与皮肤不洁、擦伤、机体抵抗力低下有关。感染常从一个毛囊底部开始，沿阻力较小的皮下组织蔓延，再沿深筋膜向四周扩散，并向上侵及毛囊群而形成多个"脓头"。痈的急性炎症浸润范围大，感染可累及深层皮下结缔组织，使其表面发生血运障碍甚至坏死。痈自行破溃较慢，全身反应较重。

【临床表现】

1. 局部表现

早期为皮肤小片暗红硬肿、热痛，其中可有多个脓点。随着病情进展，皮肤硬肿范围扩大，局部疼痛加剧；脓点增大增多，中心处破溃流脓、组织坏死脱落，疮口呈蜂窝状如同"火山口"。病灶周围可出现浸润性水肿，区域淋巴结肿大，局部皮肤因组织坏死可呈现紫褐色。

2. 全身表现

病人多伴有寒战、高热、食欲不振、乏力等全身症状。严重者可致全身化脓性感染而危及生命。唇痈容易引起颅内化脓性海绵状静脉窦炎。

【处理原则】

1. 局部治疗

早期可用50%硫酸镁或75%乙醇溶液湿敷，或鱼石脂软膏、金黄散外敷，促进炎症消退，减轻疼痛。已有溃破者需及时切开引流，可采用"+"或"++"形切口，清除坏死组织，脓腔内填塞生理盐水或凡士林纱条。术后24小时更换敷料，改呋喃西林纱条湿敷抗感染。以后每日换药，待炎症控制后伤口内可用生肌膏，以促进肉芽组织生长。

2. 全身治疗

及时使用抗生素，可选用磺胺甲基异噁唑加甲氧嘧啶或青霉素、红霉素等抗生素，以后根据细菌培养和药物敏感试验结果选药。糖尿病者，根据病情控制饮食同时给予胰岛素治疗。

【护理措施】

1. 控制疼痛

抬高感染的肢体并制动，以免加重疼痛。疼痛严重者，遵医嘱给予镇痛药。

2. 其他护理措施

参见"疖"的护理。

三、急性蜂窝织炎

急性蜂窝织炎(acute cellulitis)是指皮下、筋膜下、肌间隙或深部疏松结缔组织的急性弥漫性化脓性感染。常见致病菌为溶血性链球菌,其次为金黄色葡萄球菌,少数由厌氧菌和大肠埃希菌引起。

【病因与病理】

常因皮肤、黏膜损伤或皮下疏松结缔组织受感染引起。由于溶血性链球菌感染后可释放毒性较强的溶血素、透明质酸酶和链激酶等,加之受侵组织较疏松,病变发展迅速,炎症不易局限;与周围正常组织界限不清,常累及附近淋巴结,可致明显的毒血症。

【临床表现】

表浅者初起时局部红、肿、热、痛,继之炎症向四周迅速扩散,肿痛加剧,并出现大小不同的水疱。局部皮肤发红,指压后稍褪色,红肿边缘界限不清。病变中央常因缺血而发生坏死。深部感染者,表皮的症状多不明显,可有局部水肿和深部压痛,常有寒战、高热、头痛、乏力等全身症状。

由于致病菌的种类与毒性、病人的状况、感染原因和部位不同,可有以下几种特殊类型。

1. 产气性皮下蜂窝织炎

致病菌以厌氧菌为主。多发生在会阴部或下腹部,常因皮肤受损处严重污染而发生。病变主要局限于皮下结缔组织,不侵犯肌层。早期表现类似一般性蜂窝织炎,但病变进展快,局部可触及皮下捻发感,蜂窝组织和筋膜出现坏死,且伴进行性皮肤坏死,脓液恶臭,全身症状严重。

2. 新生儿皮下坏疽

多发生在背部、臀部等经常受压的部位。初起时皮肤发红,触之稍硬,随后病变范围扩大,中心部分变暗变软,皮肤与皮下组织分离,可有皮肤漂浮感或波动感,甚至皮肤坏死,呈灰褐色或黑色,可破溃流脓。患儿出现发热、拒奶、哭闹不安或嗜睡等症状。

3. 颌下急性蜂窝织炎

多见于小儿,感染起自口腔或面部。除红、肿、热、痛等局部症状和高热、乏力、精神萎靡等全身症状外,还可发生喉头水肿和气管受压,引起呼吸困难,甚至窒息。

【处理原则】

1. 局部治疗

早期蜂窝织炎,可用50%硫酸镁溶液湿敷,或以金黄散、鱼石脂膏外敷等,若形成脓肿切开引流;颌下急性蜂窝织炎,及早切开减压,以防喉头水肿,压迫气管;其他各型皮下蜂窝织炎,可在病变处做多个小切口,以浸有药液的湿纱条引流;对产气性皮下蜂窝织炎,伤口用3%过氧化氢溶液冲洗和湿敷。

2. 全身治疗

注意休息,加强营养,必要时给予解热镇痛药物。应用磺胺药或广谱抗生素,合并厌氧菌感染者加用甲硝唑。

【护理措施】

1. 预防窒息

特殊部位,如口底、颌下、颈部等的蜂窝织炎可影响病人呼吸,应注意观察病人有无呼吸费力、呼吸困难、窒息等症状,及时发现并处理;警惕突发喉头痉挛,做好气管插管等急救准备。

2. 健康教育

重视皮肤日常清洁卫生,防止损伤;受伤后及早医治。婴儿和老年人抗感染能力较弱,应重视生活护理。

3. 其他护理措施

参见"疖"和"痈"的护理。

四、急性淋巴管炎及淋巴结炎

急性淋巴管炎(acute lymphangitis)是指致病菌经破损的皮肤、黏膜,或其他感染灶侵入淋巴管,引起淋巴管及其周围组织的急性炎症。浅部急性淋巴管炎发生在皮下结缔组织层内,沿集合淋巴管蔓延,很少发生局部组织坏死或化脓。急性淋巴管炎波及所属淋巴结时,即为急性淋巴结炎(acute lymphadenitis)。浅部急性淋巴结炎好发于颈部、腋窝和腹股沟,也可见于肘内侧或腘窝等处。致病菌主要有乙型溶血性链球菌、金黄色葡萄球菌等。浅部急性淋巴结炎可化脓形成脓肿。

【病因与病理】

致病菌可来源于口咽部炎症、足癣、皮肤损伤以及各种皮肤、皮下化脓性感染灶。淋巴管炎可引起管内淋巴回流障碍,并使感染向周围组织扩散。淋巴结炎为急性化脓性感染,病情加重可向周围组织扩散,其毒性代谢产物可引起全身性炎症反应。若大量组织细胞崩解液化,可集聚成为脓肿。

【临床表现】

1. 急性淋巴管炎

分为网状淋巴管炎(丹毒)和管状淋巴管炎。

(1)网状淋巴管炎:又称丹毒(erysipelas),起病急,病人有畏寒、发热、头痛、全身不适等症状。皮肤出现鲜红色片状红渗,略隆起,中间颜色稍淡,周围较深,边界清楚。局部有烧灼样疼痛,红肿区可有水疱,附近淋巴结常肿大、有触痛,感染加重可导致全身性脓毒症。丹毒可复发,下肢丹毒反复发作可引起淋巴水肿,甚至发展成"象皮肿"。

(2)管状淋巴管炎:分为浅、深2种:①皮下浅层急性淋巴管炎:表现为伤口近侧表皮下有一条或多条"红线",质硬有压痛。②皮下深层淋巴管炎:无"红线"表现,但可出现患肢肿胀,有条形压痛区。两种淋巴管炎都可引起畏寒、发热、头痛、乏力、全身不适、食欲减退等全身症状。

2. 急性淋巴结炎

轻者仅有局部淋巴结肿大、触痛,与周围组织分界清楚,多能自愈。重者可有多个淋巴结肿大,可融合形成肿块,疼痛加重,表面皮肤发红发热,并伴有全身症状。淋巴结炎可发展为脓肿,脓肿形成时有波动感,少数可破溃流脓。

【处理原则】

主要是对原发病灶的处理。应用抗生素、休息和抬高患肢,均有利于早期愈合。急性淋巴结炎形成脓肿时,应做切开引流。

【护理措施】

注意保持个人卫生和皮肤清洁;积极协助预防和治疗原发病灶,如扁桃体炎、龋齿、手足癣及各种皮肤化脓性感染等。

参考文献

[1] 毕志刚. 皮肤性病学[M]. 北京:高等教育出版社,2010.

[2] 曹伟新,李乐之. 外科护理学[M]. 4 版. 北京:人民卫生出版社,2006.

[3] 陈文彬. 诊断学[M]. 8 版. 北京:人民卫生出版社,2012.

[4] 陈孝平. 外科学[M]. 2 版. 北京:人民卫生出版社,2010.

[5] 陈孝平,汪建平. 外科学[M]. 8 版. 北京:人民卫生出版社,2013.

[6] 弗兰克,罗森塔尔,卡普兰. 康复心理学手册[M]. 2 版. 朱霞,译. 南京:东南大学出版社,2014.

[7] 郭震华,那彦群. 实用泌尿外科学[M]. 北京:人民卫生出版社,2013.

[8] 黄芳艳,闫曙光. 外科护理学[M]. 南京:江苏科学技术出版社,2013.

[9] 黄洁夫. 肝胆胰外科学[M]. 北京:人民卫生出版社,2010.

[10] 江基尧. 现代颅脑损伤学[M]. 3 版. 上海:第二军医大学出版社,2010.

[11] 李黎明. 肾上腺疾病的外科治疗[M]. 北京:科学技术文献出版社,2010.

[12] 李玉林. 病理学[M]. 8 版. 北京:人民卫生出版社,2013.

[13] 宁宁,朱红,刘晓艳. 骨科护理手册[M]. 2 版. 北京:科学出版社,2015.